失语症新理论新进展

王拥军　主　审
张玉梅　宋鲁平　主　编
孙海欣　韩在柱　副主编

科学技术文献出版社
SCIENTIFIC AND TECHNICAL DOCUMENTATION PRESS
·北京·

图书在版编目（CIP）数据

失语症新理论新进展 / 张玉梅，宋鲁平主编. —北京：科学技术文献出版社，2019.8（2024.1重印）

ISBN 978-7-5189-5728-6

Ⅰ.①失… Ⅱ.①张… ②宋… Ⅲ.①失语症—研究 Ⅳ.①R767.6

中国版本图书馆 CIP 数据核字（2019）第 141066 号

失语症新理论新进展

策划编辑：帅莎莎　责任编辑：帅莎莎　张　旭　责任校对：文　浩　责任出版：张志平

出 版 者	科学技术文献出版社
地　　址	北京市复兴路15号　邮编 100038
编 务 部	（010）58882938，58882087（传真）
发 行 部	（010）58882868，58882870（传真）
邮 购 部	（010）58882873
官 方 网 址	www.stdp.com.cn
发 行 者	科学技术文献出版社发行　全国各地新华书店经销
印 刷 者	北京虎彩文化传播有限公司
版　　次	2019 年 8 月第 1 版　2024 年 1 月第 3 次印刷
开　　本	880×1230　1/32
字　　数	160千
印　　张	7　彩插2面
书　　号	ISBN 978-7-5189-5728-6
定　　价	38.00元

胡雪艳　首都医科大学康复医学院，中国康复研究中心

陶媛媛　首都医科大学康复医学院

王金芳　长江航运总医院·武汉脑科医院

石庆丽　北京市平谷区医院

刘艳君　首都医科大学附属北京康复医院

叶　娜　北京医院

庞子建　北京语言大学

韩利坤　江南大学附属医院（无锡三院）

马艳玲　北京小汤山医院

代　杰　沧州市中心医院

高钟生　张家口市第一医院

前 言
Preface

　　失语症是由颅脑损伤导致的一种获得性语言障碍，多发生于左侧大脑半球受损的患者，常表现为口语表达、口语理解、书写及阅读理解等语言组织过程中出现不同程度的障碍。失语症直接影响患者的人际沟通和交流能力，给患者身心带来很大痛苦，显著影响患者的生活质量。目前，我国脑卒中患者失语症的发生率高达 21% ~ 38%，给社会和家庭带来了沉重的经济负担和照料压力。也给从事失语症诊治和康复的临床医师、治疗师和护理人员等带来了考验和挑战。

　　因此，掌握失语症的分型、评估和康复方法，了解失语症康复相关研究的最新进展，对于指导失语症临床康复、改善失语患者功能预后具有非常重要的意义。

　　《失语症新理论新进展》一书是多位作者在失语症诊治和康复的临床实践中，不断体验和探索失语症康复训练方法和技术，结合国内外最新文献资料撰写而成，致力于为神经病学和康复医学专业的临床医师、言语－语言治疗师及相关学科的专业技术人员，介绍失语症康复和相关研究的最新知识和动态进展，以期为失语症的临床康复和科学研究提供帮助和借鉴。

本书系统地介绍了运动性失语、感觉性失语、传导性失语、命名性失语、经皮质性失语、皮质下失语和交叉性失语的临床特点、发病机制、评定方法和康复治疗技术；综述了各种类型失语症在脑功能神经影像技术、神经认知心理学理论、新型康复治疗方法等方面的研究进展；重点介绍了失语症患者书写障碍的常用治疗方法及卒中后失语伴抑郁或认知障碍患者的量表评定、诊断及康复方法。此外，本书还介绍了失语症诊疗的层次学说、失语症自然恢复和行为治疗的作用机制，以及失语症诊疗的原则和方法，并对非侵入性脑刺激技术、旋律发音治疗、言语认知神经心理学、多模态神经影像融合及深度学习在失语症中的应用等研究领域进行了文献回顾和未来展望。

本书在撰写过程参阅了国内外相关专家学者的著作和文献，并以参考文献的形式列于文后，在此对这些文献的作者表示衷心的感谢。由于时间仓促，能力和水平有限，错漏之处在所难免，敬请读者不吝指正。

宋鲁平　张玉梅

目　录
Contents

第 一 章

失语症诊疗概述

一、概述

（一）失语症的定义及流行病学信息

失语症是由于颅脑损伤而导致的一种获得性的语言障碍，多发于大脑左半球受损者。失语症患者多表现为口语表达、口语理解、书写及阅读理解不同程度的障碍。

目前，我国脑卒中后失语症发病率高达21%～38%，给社会和家庭都带来了沉重的经济负担和照料负担。据美国聋哑等交流障碍协会（National Institute on Deafness and Other Communication Disorders，NIDCD）统计，美国每年新发病患者18万人，目前每250人中就有1人被失语症困扰。一般情况，低年龄脑血管意外患者的失语症发病率要低于高年龄患者。Engelter等发现65岁以下脑血管意外患者的失语症发病率仅为15%，而

85 岁以上脑血管意外患者的失语症发病率增至 43%。虽然失语症的发病率在男女性别比例上并未发现差异，但是有些资料显示在失语症的发病类型及严重程度上是存有性别差异的，如感觉性失语症和完全性失语症更容易出现在女性患者中，而运动性失语症则更容易出现在男性患者中。

（二）失语症的分型

失语症一般分为八种亚型，分别是完全性失语症、运动性失语症（也称 Broca 失语症）、感觉性失语症（也称 Wernicke 失语症）、命名性失语症、传导性失语症、经皮质运动性失语症、经皮质感觉性失语症、经皮质混合型失语症。完全性失语症患者并不是听、说、读、写能力均未有任何的保留，只是这四个方面的能力受损比较严重；运动性失语症患者虽然主要表现为口语表达能力受损，但是不代表其听理解正常，只是其口语产出受损程度远高于听理解受损程度，即每种失语症患者的听、说、读、写能力均有不同程度的受损；几乎所有的失语症患者均有不同程度的命名障碍（naming disorder），命名性失语症患者也是如此，但不是只要有命名障碍便可定性为命名性失语症患者。

除此之外，失语症的谱系还包括交叉性失语症（crossed aphasia，CA）、皮层下失语症（subcorticalaphasia，SA）及原发性渐进性失语症（primary progressive aphasia，PPA）。一般来说，右利手个体的优势半球在左脑，其左脑损伤会导致失语症并导致对侧即右侧肢体功能障碍，而交叉性失语症患者则相反，即右利手的个体在右脑损伤时出现了失语症。虽然原发性渐进性失语症这个术语中含有"失语症"，但是渐进性失语症其实是痴呆的一个亚种，原发性渐进性失语症患者早期多表现为记忆、视觉加工、个性相对保存完好，而语言功能逐渐受累，在疾病发展后期，包括语言、记忆、视觉加工等认知功能均发生不同程度的受累。在业内，有些学者把重度失语症单独作为一个亚型，进而区别于完全性失语症这个亚型，有些学者则认为重度失语症患者隶属于完全性失语症。从广义上说完全性失语症应该包括但不局限于重度失语症，但是非重度失语症患者中完全性失语症患者的诊疗思路与重度失语症的诊疗思路有很大差异，所以把重度失语症与完全性失语症分开诊疗的理念是合理的。

从上文我们可以知道失语症有经典的八分法也有特殊的失语症类型，他们的分类依据并不是清晰明了的，而是有交叉的，且目前学术上对于经典八分法的质疑越来越大，甚至有些学者认为可以摒弃经典的八分法，因为他们认为这种分类方法已过时（"Broca and Wernicke are dead"）。目前失语症的分类方法的确早已不能满足诊疗的需求，且新的理论模型已崭露头角，但是，当我们想整体把握失语症患者语言功能时，经典的理论模型依然具有十分重要的意义。当我们需要细分患者的问题模块和未受损模块时，我们需要在经典理论模型的基础上了解心理语言学模型。

（三）失语症与认知障碍的关系

从广义上说认知功能包括感觉、知觉、注意、记忆、语言、思维等，可以说语言障碍（非言语障碍）属于认知障碍的一种，虽然失语症患者的非语言认知功能保留相对完好，但是与语言相关的认知功能均会有不同程度的障碍，故语言障碍与认知功能障碍二者会直接或间接的影响患者交流能力与社会参与，我们在临床诊疗时务必要把失语症的诊疗与认知障碍的诊疗结合起来。

　　失语症的治疗是一个差异化极大的诊疗行为，这种现象是由于言语 — 语言能力等级分化较高及患者的临床表现异常复杂所致。在治疗功能较好的失语症患者时，可以选用较多的陌生音频刺激（口语素材）和 / 或视觉刺激（文字素材或图片素材）进行相应的逻辑推理训练；而在治疗重度失语症时，可能仅用患者较熟悉的言语 — 语言材料进行自我认知训练。故在治疗失语症患者时，需要制订个性化的治疗方案。

（四）失语症诊疗的层次学说

　　我们在进行失语症治疗时需要遵循三个不同层面的治疗原则，即基础认知层面、言语 — 语言层面、高级认知层面。

　　重度失语症患者无法理解言语语言病理学家（speech-language pathologist，SLP）给予的各种言语语言材料，他们不能理解 SLP 给予的长句、短句、短语甚至单词级别的语音刺激和汉字，也无法产出任何有意义的口语或者文字、符号。此时如果给予患者听指实物任务，由于患者不能理解 SLP 说出的实物名称，那么即使给予再多的实物音频描述，患者依然无法通过语音材料通达语义进而与实物匹配，所以 SLP 在对重度失语症患者进行训练时，采用音频和文字等作为主要的输入刺激是不合理的。由于人类对于客观世界认知的基础是信息加工能力的掌握，即具备感觉、知觉、记忆、语言和思维等能力，言语语言能力的获得既以感觉、知觉、记忆和思维等为基础又反作用于感觉、知觉、记忆和思维。当 SLP 诊疗重度失语症患者时首先要判断其有无基础的认知功能，然后才能考虑是否侧重言语语言材料的训练。因此，在治疗重度失语症患者时首先需要采用非言语语言材料和言语语言材料相结合的方法，侧重于基础认知训练，而不是侧重言语语言材料的训练。

中度失语症患者的训练则比较符合"想象中的 SLP 训练"，较多采用听、说、读、写等形式和相应的素材、范式进行训练，即对于中度失语症患者应该从言语语言的层面进行失语症训练。需要强调的是 SLP 在诊疗患者时的确应该以听、说、读、写为基础，但是仅用听、说、读、写、复述等功能来评价和治疗往往无法满足诊疗的需求，所以 SLP 应该把听、说、读、写、复述等功能拆分，然后再进行相应的训练。比如，如果仅从听、说、读、写、复述等功能角度对 Wernicke 失语症患者进行训练，会进行听理解训练，这种听理解训练可能是是否判断、单词级别的听指、句子级别的听指。然而，如果患者根本无法辨别环境音与人声，或者其声母、韵母的听辨都很差，那么我们应该把患者的听辨训练作为重点，而不是把单词级别的听指作为训练的重点。

轻度失语症患者在进行 WAB、BDAE 或 ABC 等检查时往往会遇到"天花板效应"，即患者还有家属甚至 SLP 总会觉得患者的言语功能有问题，但是评定时患者的得分比较高（如 WAB 中 AQ 值为 92.3），SLP 无法根据量表得知患者问题在哪里及相应的严重程度，这就提示 SLP 在诊疗此类患者时应该以较高级的认知功能训练为侧重点。语言是一定群体间约定俗成的符号集合体，用于个体与自我及他人等的沟通，通过这些符号来表达、加工、存储难以呈现的动作、情感和思维等。轻度失语症患者往往可以较为顺畅地表达简单、频度较高或者表象程度较高的信息内容，甚至可以较好地理解频度较低和表象较低的信息内容，但是其表达频度较低和表象较低的信息内容时可能会遇到问题。除此之外，轻度失语症患者在使用言语语言素材进行较深程度的信息加工时往往也会出现问题。比较常见的现象是轻度失语症患者可以较好地完成彩色版 RAVEN 推理甚至黑白版 RAVEN 推理，但是当 SLP 让他们把推理的思路表达出来时则会出现异常，有很多轻度失语症患者往往无法合理、完整地讲述或写出其正确的推理过程。也就是说，轻度失语症患者的非语言功能可能会优于其语言功能，但是他们往往无法用言语语言来表达出其信息加工的过程。

从上面的讲述中我们可以发现，失语症的治疗要依次按照基础认知层面、言语语言层面、高级认知层面来训练。这三个层面不是断然分开，而是彼此有机衔接的，只要患者具备了相应的能力，就可以进行相应层面的训练。在进行基础认知层面训练时需要采用与之相匹配的言语语言材料，把与言语语言相关的语言前认知功能作为训练的重点；在进行言语语言层面训练时可以采用各种语言材料和范式；在进行高级认知层面训练时需要把言语语言材料更多应用于思维的操作，让患者更好地描述信息加工过程，进而促进认知功能的进步。

二、治疗的目的和任务

骨折的患者希望断裂的骨头愈合并且不影响运动等功能，吞咽障碍患者希望可以拔除鼻饲管经口进食、进水，失语症患者希望可以重新开口流畅地与他人对话交流，这些都是患者的主观愿望，SLP 也应该往这个方向努力，但是患者、家属及 SLP 等医疗服务人员应该视患者的具体情况而定。我们可以把轻度失语症患者的治疗目标设置为回归社会，回归工作，可以把中度失语症患者的治疗目标暂时设定为家庭和社区内的恰当沟通，但是如果我们把一位恢复期重度失语症患者的治疗目标设定为有实际意义的口语表达，这样难免有些牵强。有些重度失语症患者的家属在寻求言语治疗时有"能说几个字也行"的心理，甚至有些家属希望完全可以"跟以前一样"，这些心理预期是可以理解的，因为目前包括患者和患者家属在内的很多人都不了解"说话"是一个多么复杂的过程，如同大众认为"吃饭、喝水"很简单，他们诧异"说出一个字怎么这么费劲"，甚至会气愤患者"为什么一个字都不能说出来"。

不管是良好的吞咽功能还是较为实用的口语表达功能，都是一个相当复杂的生理过程，既涉及众多的肌肉、外周神经，也涉及较为复杂的中枢神经，尤其是个体在理解和 / 或产出言语语言材料时，涉及的中枢神经机制异常复杂，它与其他认知成分的关系相当密切，因此在诊疗失语症患者时必须要充分考虑其相关的认知功能。正是因为言语语言异常的生理机制和中枢机制，所以SLP 在给患者制定短期和长期治疗目标时需要谨慎考虑，而不是一味迎合部分患者家属不够客观的预期。

我们需要根据患者的基础疾病及当前的言语语言功能对患者的预后有一个相对客观、相对完整的预期。患者的言语语言功能有可能可以胜任患者原有的工作，也可能仅适应一个其他相对简单的工作，同时也有可能只能与家人进行简单的日常口语交流，甚至无法进行有效的口语交流，仅仅能够使用交流辅助工具进行简单的沟通。故此，我们在诊疗失语症患者时需要确定是侧重于提高恢复其语言功能，还是侧重于提高其非口语的实用交流功能，抑或是提高其语言前的认知功能。

我们根据临床患者的需求，将 SLP 可能涉及的任务整理罗列如下：

（1）确定有无失语症。

（2）制定以患者为中心的诊疗方案，包括介入和终止诊疗的时间及诊疗记录的书写等。

（3）为高风险失语症个体提供个性化的预防措施。

（4）对失语症诊疗和管理小组的其他人员进行必要的宣教。

（5）筛查疑似语言障碍的被测试者，并确定是否需要进一步测查或转介给其他相关医疗服务人员。

（6）对被测查者语言、交流相关的文化和语言学等信息进行全面评估。

（7）必要情况下转介给其他专业小组，进而更好地为患者提供服务。

（8）对失语症患者相关人员的宣教。

（9）为患者提供多学科的支持。

（10）积极推动失语症患者回归家庭和社会。

三、失语症诊疗的理论基础

（一）自然恢复与行为治疗

针对脑血管意外等疾患导致的肢体功能障碍、言语语言障碍及认知障碍等行为治疗的疗效向来饱受争议。有些学者认为即使不给予失语症患者任何语言训练，其语言功能依然可以恢复，而有些学者则认为失语症的行为治疗疗效甚好。不管是自然恢复还是行为治疗，失语症患者的语言能力提高均与神经可塑性有关。Cramer 等认为神经可塑性可以更广泛地理解为神经系统对内在和外界刺激的改变。从微观上来说，这种适应性的变化是通过结构、功能及连接的重组完成的；从宏观上来说，这种适应性的变化贯穿个体整个发育、发展过程，且可以由于学习、疾病及治疗等刺激而引起。自然恢复过程的确存在于失语症康复过程中，但是给予患者合理恰当的行为学诊疗在失语症康复中扮演着十分重要的角色。这是因为大脑可塑性是基于行为经验而存在的，即多次反复合理的刺激可导致神经连接的改变，故此 SLP 应该为患者提供合理有效的行为学诊疗，让患者获取恰当的体验，进而产生适应性的改变。

（二）行为诊疗的原则

Weisenbueg 等早在 1935 年就发现，失语症患者在接受行为学治疗后其语言功能的恢复会进一步增强。Wertz 等在 20 世纪 80 年代采用严格的统计学方法证实了实验组失语症患者在接受行为学诊疗后与对照组有显著差异。随着学术的发展，大量综述也证明了失语症行为诊疗的意义。Campbell 等进行 meta 分析后发现，采用高强度、高剂量且时间较长诊疗的患者功能性交流能力明显优于低强度、低剂量及时间较短诊疗的患者。Campbell 认为，相对于没有接受言语治疗的失语症患者来说，接受言语治疗的失语症患者实用交流能力明显得到了提高。

从神经可塑性方面来说，基于行为学诊疗的失语症诊疗要遵循以下原则：

（1）不进则退（use it or lose it）：脑特异性的损伤可能会导致相应的功能性退化。

（2）用进废退（use it and improve it）：对脑特定功能的训练可以增强相应功能。

（3）特异性（specificity）：治疗的行为体验预示神经可塑性的存在。

（4）重复（repetition matters）：神经可塑性的发生需要在一定时间内足够多的重复。

（5）强度（intensity matters）：神经可塑性的发生需要足够的训练强度。

（6）时间（time matters）：不同形式的神经可塑性需要花费的训练时间也会不同。

（7）显著性（salience matters）：训练的体验必须足够突出，神经可塑性才可能发生。

（8）年龄（age matters）：训练导致的神经可塑性更容易发生于年轻个体的大脑。

（9）迁移（transference）：由于训练而产生的神经可塑性变化可以迁移到类似的行为控制上。

（10）干涉（interference）：由于某种训练体验产生的神经可塑性变化有可能干扰其他训练体验产生的神经可塑性变化。

四、失语症诊疗的原则

（一）注重原发病

SLP 根据诊疗内容可以分为三个方向：医学方向 SLP、特教方向 SLP 及艺术方向 SLP。医学方向 SLP 主要的诊疗对象是医疗机构里有言语、语言、吞咽、认知等功能障碍的患者或患儿。SLP 在诊疗患者时经常将精力集中于言语语言等障碍而忽略其基础疾病，这样可能会导致意外的出现且不利于更好地管理患者。

不管是失语症还是由于脑血管意外导致的吞咽障碍、构音障碍等，患者的病症均由脑部病变导致，且颅脑病变的反复会直接影响患者言语、语言、吞咽等功能。故我们只有详细了解患者的原发病，才可以更好地了解患者的临床表现，提供恰如其分的诊疗行为，相对合理的判断患者的预后。

（二）早期介入、适可而止

失语症的诊疗与其他言语、语言、吞咽及认知等障碍一样，都需要尽早地介入，而不是将诊疗日期定在患者出院以后或者发病 3 个月以后。在必要的时候，失语症的诊疗可以在 ICU 里开展。

失语症的诊疗时长因患者基础疾病、临床表现及个体需要的不同而不同。对于基础疾病稳定，没有特别需要的年长患者，当其失语症类型转归为较轻的命名性失语症或者 AQ 值大于 85 时便可以考虑暂停或终止治疗。对于某些颅脑损伤严重且病程较长的重度失语症患者，当我们给予治疗后，患者具备了简单的交流辅助能力便可以结束治疗。如果患者较为年轻且有较为强烈的交流需求，需要回归家庭，回归社会，那么即使患者的 AQ 值已经超过 90，SLP 依然可以给他们提供必要、合理的诊疗。

（三）确定受损及未受损功能

作为 SLP，我们应该将患者的受损功能作为治疗的主要内容，比如传导性失语症的患者我们可以把提高复述功能作为重点。但是，同时还需关注患者的残存功能。比如，当我们在诊疗感觉性失语症患者，想把提高其听理解作为当前主要任务时，如果患者的听理解功能已经很差，即使给予患者各种听入路的材料，患者依然无法理解，那么便可以考虑给予患者视觉输入的刺激。此时，我们便需要考察其文字或者图片、实物的理解如何，如果这些功能保存相对较好，那我们便可以采用视觉输入的刺激途径提高其听理解能力。如果患者的视觉通路受损，我们可以考察其他感觉入路有无受损，进而为患者听理解能力的提高提供适合的刺激通路。

（四）注重但不局限于提高口语表达功能

很多失语症患者或家属都是为了提高失语症患者的"说话"功能而就诊的，所以经常会遇到患者或者家属表示"医师，我们是想让他说话，哪怕说几个字也行"。这是人之常情，除了进行过系统学习的 SLP 外，其他人都会认为，哪里出了问题就解决哪个问题，是"最简单、粗暴、直接"的办法，但是这并不意味着所有的失语症患者都要把"说话"作为唯一的诊疗目的。

上文提及，在诊疗重度失语症患者时，有些患者可以把恢复部分口语表达作为其诊疗的最终目标，而有些患者则不应该把恢复实用性口语表达作为诊疗的最终目的。除此之外，虽然感觉性失语症属于失语症，但是在诊治早期感觉性失语症患者时，不应该把有实用意义的口语表达作为训练的主要内容。

（五）因人而异

语言是文化的载体，没有了某种语言就意味着失去了某种文化。因此，不同方言的失语症患者文化背景不同，他们的职业、兴趣爱好、性格等都有较大的差异。除此之外，患者的颅脑损伤差异较大，临床表现迥异，那么治疗方案注定需要因人而异，而不是千篇一律。我们可以根据患者的临床表现、兴趣爱好、性格特征、语言习惯等选择适合患者的训练范式和训练素材。

五、言语诊疗处方和诊疗记录介绍

（一）诊疗处方

　　医院里不同的医务工作者有各自的权限及权限等级，这是正规医疗机构必备的管理规定。我国卫生部 2006 年 11 月 27 日部务会议通过了《处方管理办法》，自 2007 年 5 月 1 日起实施。《处方管理办法》中规定注册执业医师和执业助理医师、取得药学专业技术任职资格的药学专业技术人员有权利为患者开具相应的处方。虽然《处方管理办法》并未涉及康复医学科中的运动处方、作业疗法处方及 SLP(speech language pathology) 处方，但是康复医学科 PT(physical therapy)、OT(occupational therapy) 及 SLP 的运动处方、作业治疗处方、SLP 处方及病程记录的需求客观存在且日益增大。

　　由于在诊疗言语 — 语言、吞咽、认知障碍中会不可避免的涉及更多的文字、图片、语音、实物等素材，那么需要记录选择什么样的范式、什么样的素材等内容的 SLP 处方需求更为明显。然而，目前尚无统一的 SLP 处方标准，笔者认为 SLP 给患者开具的诊疗处方应该包括治疗的范式、选用的素材、升降级的标准、治疗的频率、治疗的时间等。

　　诊疗的范式包括常见言语语言训练的训练形式，如听字指图、字图匹配、语义匹配及句法训练等，旨在阐明我们通过什么样的交流途径 (通路) 进行训练。选用的素材是指在训练时填充到诊疗范式的材料，它是指什么样的言语语言形式的素材。比如，为了表达可以用于拨打和接听电话，并且可以收发短信的设备，我们可以使用手机的图片，我们也可以使用真实的手机 (即

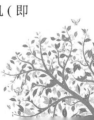

实物），同时我们还可以使用"shǒujī"这个语音素材。训练素材的存储架构可以模拟为心理词典的存储架构，在对不同类型的失语症患者进行训练时，我们可以采用不同模态的刺激并尽可能诱发出既定模态的输出。当患者可以较好地完成某一范式的训练时，我们需要提高治疗的难度，此时可以跨范式训练及给患者施以较高难度的范式训练，也可以范式内难度调整，改变素材的量或素材的难度属性等。治疗的频率和时长也需要根据患者的具体情况进行相应的调整，一般建议早期的治疗频率为每天一次，一周五次，治疗时长为30分钟。

（二）诊疗记录

失语症治疗过程的记录是SLP必须要做的医疗行为之一，它既可以在SLP回顾和交流患者诊疗过程中发挥极其重要的作用，也可以在医疗服务过程出现疑虑和误解的时候提供必要的依据。在诊疗失语症需要仔细记录患者每次的治疗内容时，需要详细记录任务的目的、输入的刺激内容和形式、提示的内容和提示的形式，以及患者产出的内容和形式。任务的目的包括给予患者的刺激物和形式及期待的产出，比如给患者一张刮胡刀的图片，想让患者命名，在记录的时候应该写成"让患者对刮胡刀的图片进行命名"。当给患者呈现刺激后我们需要记录输入的内容和形式，应该记录为"刮胡刀的图片"，如果患者无反应，则记录"患者无反应"，如果患者有语音性错语，我们则记录为'语音性错语'并写下相应的语音，如果患者有语义性错误，则记录为"语义性错语"并写下相应的词语，当患者有正确输出时，我们还需要记录患者的输出内容和形式，如"患者说出'刮胡刀'这个词语"或者"患者正确完成"，故此，有可能的记录为：

给患者刮胡刀的图片，让其对刮胡刀命名。

患者没有说出任何内容；给予刮这个词头提示，依然没有任何输出；再次给予刮这个语音提示，或者出现语音性错语 ba；再次给予刮语音提示，患者正确说出 guā 这个音。

我们可以看到，一个简单的命名训练都需要记录如此繁多，那么任何一个患者的治疗记录都给 SLP 带来了很大负担。为了解决这个问题，可以尝试选用相应的缩写进行治疗内容书写，具体内容如下（相应的代码含义见下文）：

给患者刮胡刀的图片，让其对刮胡刀命名【ip= 刮胡刀 > ov】；

患者没有说出任何内容【nc=f】；给予刮这个词头提示，依然没有任何输出【c= 刮 iv，nc=f】；再次给予刮这个语音提示，或者出现语音性错语 ba【c= 刮 iv，opp(ba)】；再次给予刮语音提示【c= 刮 iv】，患者正确说出 guā 这个音【d】。

整理后如下：

ip= 刮胡刀 > ov；

nc=f；c= 刮 iv，nc=f；c= 刮 iv，opp(ba)；c= 刮 iv，d。

从上述实例中我们会发现，在使用相应的缩写记录治疗过程之后，我们书写的速度可以大幅度提高，同时书写的内容可以大大减少。故此，建议 SLP 采用这些缩写的代码进行失语症等相关言语语言障碍治疗内容的书写，部分代码的具体含义如下：

a 为实物所对应的动作，全称为 action；

r 为复述任务，全称为 repeat；

i 为给患者提供的信息，即输入的刺激，全称为 input；

p 为图像，即图片形式的事物，全称为 picture 或者 photo；

c 为提供给患者的额外线索，全称为 cue；

o 为患者的产出，即患者通过口语表达出的，通过肢体、姿势等表达出的，全称为 output；

v 为口语的，即口语相关的事物，全称为 verbal；

w 为书写的内容或文字的内容，全称为 writing；

d 为患者成功完成既定的任务，全称为 done；

f 为患者尚未完成既定的任务，全称为 fail；

g 为实物的形式刺激，全称为 goods；

m 为匹配任务，全称是 matching；

nc 为患者无任何输出，全称为 no content；

pp 为语音性错语，全称为 phonemic paraphasia；

sp 为语义性错语，全称为 semantic paraphasia。

由于 SLP 的服务对象复杂，在诊疗不同的对象时会遇到更多的范式、更多的素材及特殊情况，故此，上述的缩写标准依然需要 SLP 在临床实践中补充和完善。

参考文献

1. Woolf C，Caute A，Haigh Z，et al. A comparison of remote therapy，face to face therapy and an attention control intervention for people with aphasia：a quasi-randomised controlled feasibility study. Clin Rehabil，2016，30（4）：359-373.

2. Simmons-Mackie N，Raymer A，Cherney LR. Communication partner training in aphasia：An updated systematic review. Arch Phys Med Rehabil，2016，97（12）：2202-2221. e8.

3. Cramer SC，Sur M，Dobkin BH，et al. Harnessing neuroplasticity for clinical applications.Brain，2011，134（Pt 6）：1591-1609.

4. Brady MC，Kelly H，Godwin J，et al. Speech and language therapy for aphasia following stroke. Cochrane Database Syst Rev，2016，（6）：CD000425.

5. Ellis C，Urban S. Age and aphasia：a review of presence，type，recovery and clinical outcomes. Top Stroke Rehabil，2016，23（6）：430-439.

6. 王伟, 朱丽颖. 失语症机制及治疗的研究. 医学信息，2014，（19）：339.

7. Tremblay P，Dick AS. Broca and Wernicke are dead，or moving past the classic model of language neurobiology. Brain Lang，2016，162：60-71.

（薛 勇）

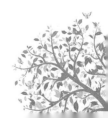

第 二 章

运 动 性 失 语

　　脑血管疾病除致患者肢体感觉、运动功能障碍外，较为常见的并发症即是言语障碍。据国内报道，脑血管疾病患者约25%伴有言语障碍。包括失语症（aphasia）、构音障碍（dysarthria）、言语失用（apraxia of spech），失语症为急性脑梗死后优势侧大脑半球语言中枢缺血导致的语言表达和理解丧失或受损，是急性脑血管病后的常见功能障碍之一，其中，运动性失语是最常见的失语类型。这种言语障碍直接影响患者与外界交流，给患者身心带来很大痛苦，极大影响患者的生存质量，因此对失语症患者进行言语康复训练具有非常重要的意义。

一、运动性失语的发病机制及症状

　　运动性失语也称表达性失语、口语性失语、皮质运动性失语等，是大脑皮层（优势半球）额下回后部语言中枢损伤引起的语言功能丧失或受损。以口语表达障碍最为突出，主要表现为语量少、讲话费力、发音和语调障碍及找词困难等。复述、阅读、书写等功能均存在不同程度受损,听力理解良好,但对语法结构、词句顺序理解困难。患者虽能听懂别人的语言(口头的,书面的),但不能用口语或书面语来表达自己的意思。根据患者言语障碍的程度将运动性失语分为两大类:完全性运动性失语(语言功能严重受损,口语表达明显受限,仅能发单音节)及不完全性运动性失语(患者只能说简单语句而不会说复杂语句)。

相关研究表明,运动性失语症患者的语言功能障碍大多与脑部语言功能区被病灶侵袭或出现远隔效应(远隔效应是指大脑皮质语言功能区受损、皮质下结构纤维联系中断,导致神经元兴奋性降低、局部血液灌注减少、代谢缓慢等)有关。

二、运动性失语的影像

应用磁共振成像(MRI)对脑功能和形态进行彻底的分析,可以预测患者语言功能障碍程度及病变原因,从解剖学角度为失语症的发病机制和转归、预后提供依据,从而得到有效的治疗方法,具有较大的临床应用价值。

(一)扩散张量成像(diffusion tensor imaging,DTI)

DTI 是目前能在活体上显示和研究脑白质纤维构造的唯一成像技术。以此为基础的扩散张量纤维束成像(diffusion tensor tractography,DTT)则可以直观显示神经纤维的形态、走向及数量。扩散张量成像显示 Broca 区位于大脑半球额下回后部,分为 B44 和 B45 区,为人体运动性语言中枢。B44 和 B45 区发出纤维与内囊后肢前部、苍白球、丘脑、颞叶及枕叶相关,分布很广泛,且由联系纤维束及弓状纤维束组成纤维环路。DTI 及 DTT 相关研究表明 Broca 区皮层及传入、传出纤维的损伤均可导致不同程度运动性失语的发生，而不同部位损伤也预示着不同的预后。其中又以 Broca 区相关纤维通路的弓状束前部损伤为著；纤维束的破坏程度与患者的预后有关系。位于经典 Broca 区者，其 DTT 图像常表现为纤维束中断，经过随访，发现这类患者恢复差，预后不佳；而 Broca 区以外损伤，纤维束表现为移位、变形者，可能因梗死病变区水肿，使周围纤维束变得疏松，不易追踪，并非是纤维束本身的损伤，积极治疗后，水肿减轻，其纤维束即可恢复正常，预后好。

（二）血氧水平依赖功能磁共振成像（blood oxygen level dependent functional MR imaging，BOLD-fMRI）技术

BOLD-fMRI 可对神经元活动进行较准确的无创伤定位，有助于卒中后言语功能障碍恢复过程和机制的研究。采用 BOLD-fMRI 技术发现，右利手正常人在完成图片命名任务时，脑区激活有明显的左侧偏侧性，证实了在语言功能中，左侧半球的确占有主导地位。在激活脑区中，左侧 Broca 区激活范围和激活强度均为最强，结合相关文献，额下回激活与任务产词有关，提示左侧 Broca 区为语义加工相对特异脑区。同时，岛叶、顶上小叶等也有明显激活，提示大脑在执行某项语言功能时，有多个脑区共同参与，形成一个脑区功能网络。

多项研究采用 BOLD-fMRI 技术，观测运动性失语患者不同疗效的脑区激活特点，研究发现在运动性失语症患者语言功能恢复过程中，其功能依赖于左侧半球未受损部分皮层的大小，右侧半球过多激活并不利于语言功能的恢复。但也有研究发现，失语

症恢复较好的患者，右侧半球的白质纤维数量增加。甚至患者右侧半球是否得到有效激活，被认为是失语症患者语言能力预后判断的标准之一。

三、运动性失语的评定方法

失语症的评定是通过交流、观察或使用通用的量表来了解患者听、说、读、写的具体水平，可作为训练前后效果比较的依据。目前，国际上比较常用的方法是波士顿失语检查法（Bostonbiagnosticaphasiaexamination，BDAE）和西方失语症检查套表（Western aphasia battery，WAB），国内常用的是汉语失语症成套测验（aphasia battery of Chinese，ABC）。

BDAE 是由美国波士顿退伍军人管理局医院、波士顿大学失语症研究中心、波士顿大学医学院的 Harold Gooldglass 和 EdithKaplan 在 1972 年编制，1983 年修订后再版。由 27 个分测验组成，分为五个大项目：①会话和自发性言语；②听觉理解；③口语表达；④书面语言理解；⑤书写。WAB 是 Kertesz 于 1982 年参考 BDAE 制定的，此检查法可看作是 BDAE 修改后的短缩版，克服了 BDAE 冗长的缺点，在 1 小时内检查可以完成，比较实用。而且可单独检查口语部分。根据检查结果可做出失语症的分类，此测验内容受语言和民族文化背景影响较小，它的特殊评分法减少了主观性。根据亚级测验划分，此测验包括言语性和非言语性功能测验两大部分。言语部分的项目有自发言语、听理解、复述及命名；非言语部分的项目有阅读、书写、运用和结构。根据检查结果和公式，可计算出失语商、操作商和大脑皮质商，其中失语商可反映失语症的严重程度。ABC 由北京大学神经心理学研究室参考西方失语成套测验，结合我国国情编制而成。ABC 由会话、理解、复述、命名、阅读、书写、结构与视空间、运用和计算，失语症十大项目组成，于 1988 年开始用于临床。

四、运动性失语症的康复训练

现代医学认为，脑具有巨大的可塑性，各种训练和刺激可以使一些平时受抑制的神经通路相应脑组织的血液循环加快，脑生物电活性增强，激发大脑皮层的潜在能力促使受损的功能获得代偿，这是神经系统康复训练的理论基础。

（一）康复训练最佳时机

国内学者认为，失语的自然恢复一般不超过 6 个月。脑血管疾病所致失语的恢复主要在发病后 1～3 个月，失语恢复最明显的时间为病后 2 周内。在病后 3～6 个月还可观察到某些改善，而发病后 6～12 个月则少有改善。1 年后语言功能的自然改善已近消失。因此，康复训练越早进行越好，只要患者意识清醒、生命体征基本稳定即可开始。尽早通过调动机体内部的潜能，促进神经功能的重组或功能再现，以达到最大限度的功能恢复。

康复训练时间：一般情况下，选择上午患者活动未致疲劳时训练较好。每日训练时间应根据患者的具体情况而定，即要考虑患者注意力、耐力及兴趣，又要尽可能取得疗效，一般训练时间应限制在 30min 以内，超过 30min 可安排为上、下午各 1 次，自我训练及家属协助至少数小时。

（二）康复训练形式

可以采用：①一对一训练：针对性强，患者容易集中注意力；②自主训练：对需要反复练习的内容，患者掌握方法和内容

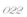

后，可进行自主训练；③家庭训练：训练方法教会家属，使患者能够随时随地得到训练；④小组训练：又称集体训练，可以激发患者的积极性，接近日常生活的真实情况。

（三）语言康复治疗

语言康复治疗是目前失语症治疗中的重要治疗方法之一，该疗法通过利用较强的听觉、语言、视觉等刺激反复强化，激活患者受损语言符号系统，并强化正确反应、校正错误反应，从而最大限度促进失语症患者语言恢复。

1. 语言康复训练主要内容

（1）BDAE评级重度者：①口唇部训练，患者反复进行抿嘴、噘嘴，做张口、龇牙、鼓腮、伸舌、卷舌等动作。②发音训练，先从发唇音开始，让患者发"啊"音或吹口哨诱导发音，然后说常用单字，如吃、喝、好、行及数字等，准备常用词汇或动作的卡片，让患者读出上面的字。再依次进行双音词、短语、短句的训练，并逐渐扩大语言范围。在语言训练时尽量与视觉联系起来。

（2）BDAE评级中度者：在以上内容基础上增加日常用语的训练，让患者进行集体训练，通过相互接触交流，减少孤独感、无助感，学会将个人训练的成果在实际中有效地应用。

（3）BDAE评级轻度者：增加读写内容如杂志、报纸，包括小故事、小散文等。使用单词文字卡片让患者书写文字卡上的单词，再看相应的图片，同时听写单词，最后不看卡片，听写该单词。文字卡片的句子、短文从简单的短句逐渐过渡到复杂的长句。让患者进行自发书写练习，看物品图片，写出单词；看动作图片，写叙述短句；看情景图片，写叙述文，写日记，给朋友写信。

2. 实用交流能力的训练

运动性失语患者如果经过系统的言语治疗，言语功能仍然没有明显的改善，则应该进行实用交流能力的训练。

（1）图片训练：伴运动性失语的患者大多生活不能自理，治疗者或家属可以制作一些简单的反应患者生活需求的卡片，如吃饭、喝水、翻身、大小便等，当患者有需求时可以以卡片示意或让患者自己指点取得交流，家属逐渐对患者含糊的发音有所理解，增强患者说话的兴趣和勇气。也可以把这些图片、照片或常用的字制成交流板或交流手册，如果内容丰富，患者同样可以与人交谈。

（2）体语训练：体语主要是指人体的运动所表达的信息，包括人的躯体外观、姿势、步态、面部表情、目光接触、眼睛运动和手势等。例如：家属与患者约定手势进行交流，手捂前额表示头痛，手在腹部移动表示肚子不舒服，手掌上下翻动表示要翻身，手指口表示口渴等等。

（3）绘画训练：对具有一定绘画能力的患者，可以利用画图来进行交流。

（四）其他治疗

目前除原发病的治疗外，针对失语尚无特效药。有些药物可以用于辅助治疗，如安非他明可以增加患者的警觉性；溴隐亭可改善言语的输出。

中风后运动性失语属中医"喑痱""风喑"，多项研究表明针刺疗法治疗中风后运动性失语临床疗效确切。还有人在失语训练的基础上采用针刺疗法，分为单纯针刺疗法和针刺联合其他疗法（药物或康复锻炼）。单纯针刺疗法又包括：舌针治疗（取心穴、脾穴和肾穴）、体针治疗（取金津、玉液、廉泉、哑门、内关和通里）、电针治疗、刺络放血治疗等。金津、玉液、廉泉穴均在发音肌群附近，哑门穴为中医治疗失语的经验穴位，通过针刺上述穴位，刺激了与言语功能息息相关的舌下神经、舌神经、舌咽神经、颏舌肌，增加了中枢神经系统的兴奋性，促进神经反射，加速了言语功能的康复。而在针灸治疗的同时，予中药内服，可助针灸疗效发挥，还可以缓解长期接受治疗患者出现的穴位疲劳现象。有人采用中药配方开语汤、解语汤、复语汤等，与常规法比较，获得满意疗效。

高压氧能够促进氧弥散，提高血氧分压及氧含量，增加脑组织的供氧量；抑制乳酸合成，从而减少酸中毒对神经元的损伤；增加对自由基的清除作用，从而对脑组织具有一定的保护作用；降低红细胞比容，从而提高红细胞的变形能力，促进脑血流增加，改善脑组织的缺血及缺氧，从而促进神经系统功能的恢复。李本夫等研究证明高压氧治疗促进急性脑梗死失语的恢复取得满意效果。

此外，音乐治疗方式也是一种有效的方法。目前常用的音乐治疗方式主要包括旋律音调治疗、定向音乐支持训练，以及用于失语症的语音音乐治疗等。蔡丽娇等研究音乐疗法在失语症康复中的应用，发现使用音乐疗法的患者在发音音调等方面比非音乐疗法患者明显恢复更好，同时也可保持患者愉悦的心情，降低失语症后抑郁的发生，患者也更加配合康复。

失语患者言语功能的恢复就像婴幼儿学说话一样，离不开语言的环境和不断的交流。此外还要注意选择丰富多彩、患者喜欢的训练内容，以提高患者的兴趣和积极性。与失语者之间的沟通，应是心灵的沟通，感情的沟通。注意使用保护性语言，充分做好解释工作，"语言能治病，也能致病"，与失语症患者沟通时，要防止语言不当引起不良的心理刺激。同时在训练中治疗者要积极调动患者情绪，指导家属改善环境及对患者进行心理疏导，并应用各种语言训练工具，提高患者实用交流能力，使患者在最短时间内重返社会。康复医学在我国刚刚起步，虽然失语症的治疗目前尚没有特效药，但康复训练的积极作用是肯定的。如何有计划、有成效地实施训练，还有待于在今后的实践中进一步探索。

参考文献

1. 丘鸿凯，刘志华，林飞燕，等. 氟西汀联合 Schuell 刺激法语言训练治疗脑卒中后运动性失语症的疗效观察. 中国实用神经疾病杂志，2015，18（9）：43-44.

2. 高素荣. 失语症. 北京：北京医科大学中国协和医科大学联合出版社，1993.

3. Jiang Y，Sheng S，Zhang J，et al. MRI features of acute stroke patients with Broca aphasia. Clinical Medicine & Engineering，2013：221-227.

4. 张秋娟，郭佑民，白芝兰，等. 皮层下缺血性脑血管病患者弥散张量成像中脑微结构变化与整体认知功能及执行功能的独立相关性研究. 南方医科大学学报，2012，32（2）：193-197.

5. 李伟，龙晚生，陈曼琼，等. 磁共振弥散张量成像联合纤维束成像在脑梗死中的应用研究. 国际生物医学工程杂志，2011，34（4）：212-217.

6. Goucha T, Friederici AD. The language skeleton after dissecting meaning: A functional segre-Gation within Broca's Area. Neuroimage, 2015, 114 (7): 294-302.

7. Tsvetanov KA, Henson RN, Tyler LK, et al. Extrinsic and inrinsicbbrain network connectivitymaintains cognition across the lifespan despite accelerated decay of regional brain activation. J Neurosci, 2016, 36 (11): 3115-3126.

8. Kims Y, Qi T, Feng X, et al. How does language distance between L1 and L2 affect the L2 brain network? An fMRI study of Korean-Chinese-English trilinguals.Neuroimage, 2016, 129: 25-39.

9. Bulteau C, Grosmaitre C, Save Pédebos J, et al. Language recovery after left hemispherotomy for Rasmussen encephalitis. Epilepsy Behav, 2015, 53: 51-57.

10. Marangolo P, Fiori V, Sabatini U, et al. Bilateraltranscranial direct current stimulation language treatment enhance sunctionalconnectivity in the left hemisphere: Preliminary data from aphasia. J Cogn Neurosci, 2016, 28 (5): 724-738.

11. Galletta EE, Cancelli A, Cottone C, et al. Use of Computational Modeling to Inform tDCS Electrode Montages for the Promotion of Language Recovery in Post-stroke Aphasia. Brain Stimul, 2015, 8 (6): 1108-1115.

12. Pani E, Zheng X, Wang J, et al. Right hemisphere structure spredict poststroke speech fluency. Neurology, 2016, 86 (17): 1574-1581.

13. 张兰. 针刺治疗中风后运动性. 失语的临床研究. 四川中医, 2014, 32 (1): 148-149.

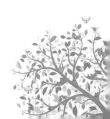

14. 双晓萍，陈乞，谭子虎. 谭子虎教授针药结合治疗中风后失语. 吉林中医药，2015，35（8）：782-784.

15. 李本夫，吴中亚. 高压氧对急性脑梗死的疗效. 中国社区医师，2015，31（29）：12-14.

16. 蔡丽娇，陈锦秀. 音乐疗法在失语症康复中的应用. 中华护理杂志，2012，47（8）：96-98.

（韩利坤 黄海涛 张玉梅）

第三章

Wernicke 失语研究进展

Wernicke 失语（Wernicke aphasia，WA）是第二种被广泛公认的失语症类型，约占失语患者总数的 11.6%，由 Carl Wernicke 于 1874 年首先描述。Wernicke 失语症的特点是听理解损害严重，伴有错语、复述和命名障碍，被认为是卒中后失语中典型的听理解障碍失语类型。引起 Wernicke 失语的主要病因为脑卒中，其他疾病如中枢系统感染、神经变性疾病、中枢系统肿瘤等均可引起。

一、Wernicke 失语的临床特点

Wernicke 失语患者的口语为典型的流利型，其听觉理解障碍最为突出，并伴有复述、阅读、命名、书写等障碍。感觉性失语患者的自发性言语语量较多，但对话内容较难听懂，常出现错语、赘语和空话；复述能力存在严重障碍，但多为听不懂检查者的句子意思导致；听觉理解能力存在严重障碍，对实词和虚词的理解均有困

难，常答非所问，但在一定语境下略好；命名中有找词困难，出现大量错语和新语，不能完成词义性命名；阅读能力较差；书写能力较差，尤其是听写，大部分情况下，感觉性失语患者的书写技能能够相对保持，但书写完后不知道自己写的是什么。

不同于运动性失语，感觉性失语属于流利型失语，有正常的语速和音调，然而因其存在语音错误，内容往往很难被理解。感觉性失语症听理解损害有两种情况：一种以音位识别障碍为主，另一种以词汇语义理解障碍为主。感觉性失语存在正常的流利性和韵律，遵循正确的语法结构，相关的神经系统症状取决于病灶的大小和位置，包括视野缺损、计算力缺损和失写。与运动性失语相反，感觉性失语较少伴有肢体偏瘫。

二、Wernicke 失语病理机制及病变部位

引起典型 Wernicke 失语的病灶部位在优势半球颞上回后部，即 Wernicke 区，是一个语言的关键脑区。事实上，许多作者认为 Wernicke 区是最基本和不可缺少的语言区域。Wernicke 区通常包括颞上回（STG），根据定义，可能包括邻近的缘上回（SMG）、颞中回（MTG）、和/或角回。有些学者提出的 Wernicke 区范围不同，但均以颞上回后部为中心，此区通常称为听联合皮质。语言感知理解中枢 Wernicke 区的脑功能成像研究表明，语言感知活动分布在从左侧颞叶到左侧角回相当广大的区域，难以局限于特定的部位。Wernicke 区（优势半球的颞上回和颞横回）的主要功能是分辨语音，形成语义，与语义的接受有着密切的关系。

在 Wernicke 区上方、顶—枕叶交界处的角回是大脑后部的一个重要的联合区，与单词的视觉记忆有密切关系，可以实现视觉与听觉跨通道的联合。当看到某个词语时，视觉信号先从视觉初级区到达角回，然后再转译成听觉的形式；当听到某个词语的发音时，Wernicke 区接受的听觉信息传到角回处理。Wernicke 失语症的病灶与颞上回的后部及与其相关的联络区恰好位于腹侧与背侧语言通路交叉处，与弓状纤维和额枕下束纤维相交错。该部位是语言系统的关键，受到损伤后，该区域部位的脑白质会直接中断，进而引起语言系统在脑部背腹侧的中断。但失语症类型与病变部位的关系并不完全符合经典的失语症模式提示，颞极和壳核等非语言区的损伤也可引起 Wernicke 失语，而 Wernicke 区的损伤有时并不引起 Wernicke 失语；现代神经影像学研究发现，听理解的语言网络分布在颞叶、顶叶和额叶，并不单纯为解剖学上的 Wernicke 区，目前普遍认为大脑为功能整合的整体，语言加工是依赖于左额、颞区及以外广泛的大脑皮层及皮层下核团共同组成的脑网络，因此在日常工作中不能完全依靠病变部位来进行失语症的分类，要进行综合分析。

　　近年来，随着认知神经心理学的发展，对失语症的认识和诊断已经逐步转变为功能模块化（图 1）。语言认知加工模型为我们提供了检查语言加工过程是否受损及受损水平和损害原因的逻辑思维方法。语言加工模型由多个模块组成，每个模块有其各自的功能，它不仅储存信息，而且不同的语言信息通过不同的通路进行加工。

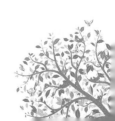

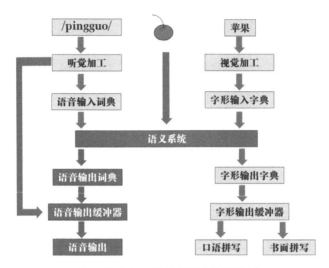

图 1 语言加工过程（彩图见彩插 1）

以听觉通路为例。当听到"píngguǒ"的语音时，首先要经过语音分析，与环境声音区别开来，并且进行音位识别，分辨出的是，每个模块有其各自的功能"bíngpǒ"或其他的语音；之后在"语音输入缓冲器"中进行语音的暂时保存，暂时将"píngguǒ"的语音保存，然后再到达语音输入词典，它将听到的音位信息和声调信息与过去储存在记忆中的音位性印迹词汇表征相对照，确定两种音位或音节是否匹配，最后做出决定是信"píngguǒ"这个发音。如果"语音输入词典"模块受损，患者不能将真字词与非字词进行辨别；最后到达词汇语义系统，完成听输入通路的过程。存在记忆中的音位性印迹音位组合跟一定意义间的相互联系。当字音不能到达语义系统，即从语音输入词典到达语义认知的联系中断，患者不能理解词义，出现听输入的词 — 图匹配困难。床边体格检查时，临床医师根据上述言语功能模块对语言的流利性进行解析，而感觉性失语症患者听觉通路过程中任何一个环节出现了问题都可能导致听理解障碍，其他通路亦是如此。

三、Wernicke 失语的影像学研究

近年来，随着神经影像学的发展，功能磁共振成像（fMRI）如磁共振波谱分析（magnetic resonance spectroscopy，MRS）、弥散张量成像（DTI）、磁共振灌注成像（perfusion weighted imaging，PWI）及血氧水平依赖的功能磁共振成像（blood oxygen level dependent functional magnetic resonance imaging，BOLD-fMRI）等越来越多地应用于失语症的研究当中，为研究失语症的产生机制、恢复及预后提供影像学方面信息。

1. 血氧水平依赖的功能性磁共振成像（blood oxygen level dependent functional magnetic resonance imaging，BOLD-fMRI）

fMRI 是根据血流动力学反应与神经元活动之间的密切联系，利用磁共振造影来测量神经元活动所引发血液动力改变的技术，可以对失语症发生机制、失语症恢复和康复治疗疗效进行评估。一些研究显示，Wernicke 失语患者进行语言理解任务时其大脑的激活转移到右侧半球镜像区域，提示右侧半球存在语言重组功能。Weiller 等对 Wernicke 区损伤的 Wernicke 失语患者进行研究，发现患者右侧 Wernicke 镜像区域的激活并恢复语言功能，提示左侧半球皮质损伤后相应右侧镜像区域的激活是语言恢复的一个机制。Fernandez 等发现，Wernicke 区、缘上回左下区域和岛叶左后区域损伤的失语症患者，在恢复早期，右侧缘上回的激活区域大。长期扫描可见右侧缘上回的激活不断增加，左侧半球病灶周围的激活也增加，提示病灶周围激活也可能在语言恢复过程

发挥重要作用。一项对感觉性失语的任务 fMRI 研究，记录患者
"pa" 和 "ba" 两种不同的发音，结果发现 Wernicke 失语患者其
右侧大脑半球侧听觉皮层被激活，其激活强度及体积较健康对照
组小，且与残存的语言功能相关。

2. 磁共振灌注成像（perfusion weighted imaging，PWI）

磁共振灌注加权成像反映组织中微观血流动力学信息，以快
速的磁共振成像技术为基础，目前使用平面回波技术（EPI）为主，
PWI 可以直观反映脑组织中血流量的相对多少，高信号区域提示
为血流灌注丰富部分，低信号区为血流灌注减少区，它对组织血
流灌注的反映是客观的，其像素中除对比剂进入微循环后会对组
织信号造成影响，基本不受其他因素的干扰。一项对脑梗死后感
觉性失语患者的 PWI 研究显示感觉性失语患者 Wernicke 区 MTT
明显长于对侧流像区，提示感觉性失语者血液在局部脑组织内停
留的时间相对较长，可能为病理状态引起的微循环不畅，同时
研究发现感觉性失语患者 Wernicke 区相较于对侧流像区 rCBF、
rCBV 明显减少，MTT、TTP 明显延长，表明感觉性失语患者
Wernicke 区与对侧流像区相比存在低灌注现象，以上结果均提示
脑梗死后感觉性失语患者急性期语言功能区出现低灌注现象，且
可能为失语出现的主要机制之一。

3. 磁共振波谱分析（magnetic resonance spectroscopy，MRS）

磁共振波谱分析是功能磁共振成像的一种，通过观察组织代
谢产物中的氢质子，可测定脑代谢产物和神经递质的共振峰，常
见代谢物质 N- 乙酰天门冬氨酸（NAA）、胆碱（Cho）、肌酸（Cr）、
乳酸（Lac）与脑梗死发生有关。有研究发现 Wernicke 失语患者

Wernicke 区的 NAA、Cho 与对侧镜像区相比有显著性差异，即这两个语言功能区的 NAA、Cho 均较对侧降低，有的患者 Wernicke 区出现 Lac 峰，而对侧镜像区没有 Lac 峰，两者相比有显著性差异，从而得出 Wernicke 失语的患者语言功能区与对侧镜像区相比存在低代谢现象的结论。

4. 弥散张量成像（diffusion tensor imaging，DTI）

弥散张量成像是在弥散加权像（diffusion weighted imaging，DWI）技术基础上发展起来的成像技术，通过测量水分子的弥散特性可以间接反映其所处组织微结构的完整性。一项对 Wernicke 失语患者的 DTI 纤维追踪显示 Wernicke 失语患者左侧弓状纤维束的损伤主要是结构完整性的破坏，主要是后部到 Wernicke 区和顶叶的纤维明显减少和中断。另有研究表明，失语症患者经过强化性康复治疗后进行 DTI 扫描，结果显示左侧弓状纤维束在数量及完整性上都会有明显改善，这提示磁共振 DTI 扫描可能对失语症恢复有着积极的意义。另有研究显示，通过 DTI 显示的弓状纤维束受损部位和严重程度，可预测失语症患者在命名和言语流利性方面的恢复程度，且弓状纤维束重建的程度可能直接影响失语症患者的预后。

四、Wernicke 失语的评估及预后

对自发语言、命名、复述、简单及复杂指令执行、阅读及书写均应进行评估。评估理解力时，宜从简单指令开始，如"闭上你的眼睛""张开你的嘴巴"。而后进行更复杂的指令，如"左手伸出 2 根手指"，以及跨过身体中线的指令，如"用你的左手摸

摸你的右耳朵"。目前常用的失语评估量表有西方失语症成套测验（Western aphasia battery，WAB）、汉语标准失语症检查（Chinese rehabilitation research center aphasia examination，CRRCAE）、汉语失语症成套测验（aphasia battery of Chinese，ABC）。与感觉性失语患者交流时，最好在安静的环境中，避免周边噪声和干扰，并保持一定的音量和语速。理想情况下，评估者问句应尽可能简短，如是或否的问题，避免需要患者做出冗长解释的问题。患者有时可能更倾向于将答案写下来，所以建议评估者准备好笔记本和笔。

急性卒中导致的 Wernicke 失语，其语言功能会随时间有所恢复，2～6 个月内恢复最快，严重的失语一般恢复较差。一项对两位感觉性失语患者的研究结果显示，两个患者在发病后 3 个月内语言功能获得实质性的恢复，大部分的语言领域包括流利性、词汇、语音检索编码及语法的复杂性均有所改善，而改善最明显的时期为病程的初期，这段时间言语功能呈对数恢复。

相对于非流利性失语，Wernicke 失语的预后较差，大多数患者病情在 1 年后达到一个稳定状态。Wernicke 失语较其他类型失语易出现抑郁等心理问题，有作者曾报道一位试图自杀的感觉性失语患者，因此对患者加强心理疏导，有助于促进语言功能的恢复。

五、Wernicke 失语的康复

失语症的治疗可分为语言治疗、功能性交流治疗、认知神经康复治疗、社交心理治疗和计算机辅助治疗、音乐治疗、药物治疗、针灸治疗等技术。但目前尚无感觉性失语的标准化治疗，语言言语治疗仍是失语症的主要治疗手段，因感觉性失语患者理解能力受损，患者可能缺乏对自身有语言障碍的意识，言语治疗师、神经心理医师及神经科医师针对患者制定详细的个体康复方案可以最大程度改善患者预后。治疗目的在于利用患者剩余的语言功能区提升患者语言技能，能通过与患者交流，理解其想法和需求。

日常交流中，听理解主要包括语音感知、词汇识别、语义分析、句法分析、语义图示和意图推导 6 个方面，以上任何一个环节出现问题，均可以导致听理解的障碍（图 2）。因 Wernicke 失语患者听理解障碍突出，语音到形、义的转换过程均受到较严重的损害，针对其症状主要进行听觉理解能力训练，治疗内容可分为语音感知、词语理解、语义分析及意图推导 4 大模块，分别设计不同的题型。卢红云等在失语症的康复方法中介绍了感觉性失语的康复重点，包括听觉训练、视觉提示训练、视觉词—图匹配、听觉词——图匹配及记忆训练。

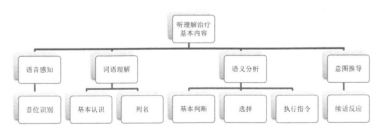

图 2　听理解基本内容（彩图见彩插 2）

部分患者表达能力差，但可以很完整地唱出自己喜欢的、印象深刻的歌曲，针对此类患者，可以进行旋律语调治疗（melodic intonation therapy，MIT），并且有研究证明对感觉性失语的复述、阅读、命名等能力有显著效果。在治疗过程中结合患者印象深刻的歌曲进行 MIT 干预会给患者的言语康复带来帮助。此外,有书写障碍的患者可以给予相应康复训练。如从患者名字开始训练,逐渐过渡到抄写词句,再到短文。部分感觉性失语症患者复述能力很差,一般很难在早期进行训练。

　　一项对感觉性失语患者进行语音训练的随机试验结果显示,语音训练可改善语言理解力,对理解能力严重损害的患者更为有效。脑磁图分析表明,语音训练可以增加左侧优势半球颞上回的突触连接。理解障碍更为严重的患者左右半球颞上回之间的双相连接也有所增强。

　　近年来,经颅直流电刺激(transcranial direct currentstimulation,tDCS)、经颅磁刺激(transcranial magnetic stimulation,TMS)等非侵入性脑刺激技术受到越来越多的关注。经颅磁刺激使用一个快速变动"创建大脑区域的直流电"磁场。多重刺激可以用来暂时增加或减少受影响的皮层兴奋性。研究表明,低频 rTMS 对大脑皮层有抑制作用,高频 rTMS 则有易化作用。经颅磁刺激(TMS)可能会改善患者的理解及命名能力,rTMS 可作为语言治疗的辅助治疗,其治疗效果可以持续一个月。

　　与经颅磁刺激相似,tDCS 也可使大脑的兴奋性发生变化。tDCS 由放置于颅骨外的阴极和阳极两个表面电极片构成,以微弱直流电作用于大脑皮质。阳极可以增加皮质兴奋性,使皮质神经组织得到易化,从而提高功能水平。电流的极性决定兴奋性增加(阳极 tDCS)或减少(阴极 tDCS)。在健康成年人,应用阳极 tDCS 的 Wernicke 区与新颖词汇获得改善有关。研究发现采用汉语失语症心理语言评价确定语言损伤模块，对损伤模块相应脑区进行 tDCS 靶向治疗，可以提高患者的语音分析和词汇理解能力。

药物治疗失语症的证据尚不充分，吡拉西坦、安非他命、美金刚胺及加兰他敏等结合语言治疗可能对改善语言交流功能有益，此外有研究显示多奈哌齐对语言理解力具有不可预计的负面影响。中医针灸疗法如针刺中渚、太溪穴等也可作为语言治疗的辅助手段。

参考文献

1. KIM Ha-kyung，刘巧云，周谢玲，等 . 失语症的分类 . 中国听力语言康复科学杂志，2013，（2）：146-149.

2. Robson H，Zahn R，Keidel JL，et al. The anterior temporal lobes support residual comprehension in Wernicke's aphasia. Brain，2014，137（Pt 3）：931-943.

3. 高素荣 . 失语症 . 北京：北京医科大学中国协和医科大学联合出版社，2006.

4. Acharya AB，Wroten M. Wernicke Aphasia. Treasure Island (FL)；StatPearls Publishing，2019，01.

5. Binder JR. Currentcontroversies on Wernicke's area and its role in language. Curr Neurol Neurosci Rep，2017，17（8）：58.

6. SpornsO.Structure and function of complex brain networks.Dialogues Clin Neurosci，2013，15（3）：247-262.

7. 卢红云，万勤，KIM Ha-kyung，等 . 失语症的康复训练方法 . 中国听力语言康复科学杂志，2013，11（3）：225-227.

8. Maiorova LA，Martynova OV，Fedina ON，et al. FMRI-study of speech perception impairment in post-stroke patients with sensoryaphasia.Zh Vyssh Nerv DeiatIm I P Pavlova，2013，63（3）：328-337.

9. 周芯羽，徐丙超，籍牛，等.磁共振灌注加权成像在脑梗死后失语机制中的研究.河北医学，2017，23（8）：1362-1365.

10. Zhou G，Liu P，Wang J，et al. Fractional amplitude of low-frequency fluctuation changes in functional dyspepsia：a resting-state fMRI study.Magn Reson Imaging，2013，31（6）：996-1000.

11. 李凌凌，李薇.优质护理对脑梗死运动性失语患者语言功能恢复的效果.实用临床医药杂志，2015，19（8）：15-17.

12. 姚爱娇，仝秀清.脑卒中后失语发病机制的功能性磁共振成像分析.世界最新医学信息文摘，2016，16（72）：53-54.

13. Nunnari D，Bonanno L，Bramanti P，et al. Diffusiontensor imaging and neuropsychologic Assessment in aphasic stroke. J Stroke Cerebrovasc Dis，2014，23（10）：e477-e478.

14. Kim SH，Jang SH. Prediction of aphasia outcome using diffusion tensor tractography for arcuate fasciculus in stroke.Am J Neuroradiol，2013，34（4）：785-790.

15. Carota A，Rimoldi F，Calabrese P. Wernicke's aphasia and attempted suicide.Acta Neurol Belg，2016，116（4）：659-661.

16. 范顺娟，刘巧云，KIM Ha-kyung，等.失语症听理解的神经机制与治疗策略.中国听力语言康复科学杂志，2015（73）：468-471.

17. Teasell R，Foley N，Salter K，et al. Evidence-based review of stroke rehabilitation：executive summary，12th edition. Top Stroke Rehabil，2009，16（6）：463-488.

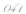

18. 汪洁，吴东宇，袁英 . 失语症心理语言评价指导经颅直流电刺激靶向治疗感觉性失语症：1 例报告 . 中国医学康复杂志，2017，32（1）：102-105.

19. 王婧博 . 针刺中渚、太溪穴治疗偏瘫后感觉性失语疗效观察 . 中国冶金工业医学杂志，2017，34（4）：446-447.

20. Woodhead ZV，Crinion J，Teki S，et al. Auditory training changes temporal lobe connectivityin Wernicke's aphasia：a randomisedtrial.J Neurol Neurosurg Psychiatry，2017，88（7）：586-594.

21. Yagata SA，Yen M，McCarron A，et al. Rapid recovery from aphasia after infarction of Wernicke's area.Aphasiology，2017，31（8）：1-35.

（马艳玲 李 磊 张玉梅）

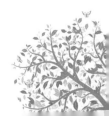

第 四 章

传导性失语的研究进展

1874 年神经病学家 Carl Wernicke 描述了传导性失语症，1965 年 Geschwind 进一步提出，传导性失语症可能是由于弓状束的损伤而产生的。目前认为传导性失语具有三个主要诊断标准，第一是单词或句子复述障碍，第二是相对较好的听理解，第三是比较流利的自发言语。

一、传导性失语症的神经解剖学基础

Geschwind 1965 年提出与传导性失语症有关的结构—弓状束，一束位于 Wernicke 和 Broca 区域之间的白质纤维，认为传导性失语的产生与弓状纤维束的损伤有关。但一项涉及 32 例患有流利性失语症患者的研究发现，持续性复述损伤预测因素不是弓状束的损害，而是 Wernicke 区域本身，Wernicke 区域受到的损害可以直接导致复述障碍。此外，并非所有弓状束损伤的个体

都必然表现出传导性失语。例如，当弓状束被完全切断时，常见的后果是严重的 Broco 失语，其次，一些临床解剖学案例也表明，皮质或皮质下结构可能也与传导性失语症有关。Damasio 等查看了 6 例患有传导性失语症个体的 CT 或 MRI 扫描，发现左侧岛叶、颞上回后部和左侧边缘叶受损，只是在大多数情况下，弓形束在某种程度上受到牵连。Palumbo 评估检查了 9 例被诊断为传导性失语症患者的样本，显示左顶下小叶特别是边缘叶损伤，其中 7 例有部分左岛叶损伤，4 例有部分 Wernicke 区域伤害。最近 Baldo 对 14 例标准评估诊断出的传导性失语症患者进行了病变重叠分析，发现最大重叠区域是颞上回和顶下小叶皮层。这些病变研究突出了两个重点，首先左半球至少三个不同区域与传导性失语症有关，即颞上回、顶下小叶、边缘回和岛叶；其次，病变部位有相当大的个体差异。Axer 提出纯 suprasylvian 亚组和纯 infrasylvian 亚组。在 suprasylvian 亚组中，损伤主要局限于顶下小叶和边缘回，在 infrasylvian 亚组中，损伤主要局限于颞上回，suprasylvian 组的自发言语倾向于产生更多的音素性错语。infrasylvian 组在所有任务上的表现往往较差，但最显著的差异在于复述任务。这些研究结果表明，优势侧的颞叶后部损伤可能导致失语症的变异，其特征在于不成比例地复述受损，而边缘回和岛叶损伤其特征在于涉及文字生成的所有任务的全面困难，表明语音处理位于左侧半球的颞上回后部、边缘回和岛叶，这些结构以不同的方式起作用。颞上回后部在语音感知和输出中起关键作用，顶下小叶和岛叶的作用主要局限于输出语音处理。这些区域可能与构建输出语音计划和传递到涉及发音规划的前部位置有

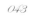

关。顶下小叶似乎也对语音维持起着至关重要的作用，作为更大的语音处理部分。在白质方面，Catani 使用扩散张量成像研究确定三种主要白质纤维束。长纤维束直接连接 Broca 和 Wernicke 区域，对应于弓形束的经典描述；短束包括将后颞上叶连接到顶下小叶区域的纤维束，以及将顶下小叶区域直接连接到前部区域包括中央前回的纤维束。最近的一些电生理学研究表明，一些长纤维内的神经传递可能是双向的。一种可能性是，将颞上回与前部区域连接起来的较长纤维束可以形成一个直接有效的通路，以便长时间维持语音信息，支持口语的即时识别和复述并监测语音输出，相比之下，会聚在左顶下小叶的较短通路发挥支持作用，当对音韵规划或维持有很高要求时，例如，当说话者需要长的音韵序列时，将较长音韵储存在短通路内。

二、言语生成障碍的神经认知心理学解释

传导性失语症的言语障碍主要涉及语音规划及输出，目前主要有两种假说。

"词汇"解释提出，患有传导性失语的个体难以从心理词典中检索关于单词语音形式的信息或只能访问该单词的部分语音信息，其余部分被省略或被当时激活的其他音素替换。因此，这些错误构成了相同语音问题损伤较轻的例子。此外一些患有传导性失语症的人在命名工作中无法获得单词语音，说明词汇 — 语音检索损害。对词汇 — 语音检索损伤的进一步支持来自在某些情况下观察到词频的显著影响。即在控制其他因素（如字长和频率）时，许多与语音相关的相邻词与那些相邻较少的词相比能更准确地生成。在单词生成过程中，在语音上与所需单词相似的单词也会被

部分激活，它们的组成音素也是如此。因此，目标和比邻结构共享的任何音素都将获得激活，从而提高了正确语音检索的可能性。

"后词汇"解释提出存储的语音信息转换为计划语音的一个或多个过程被损害，传导性失语症的主要潜在损害涉及语音处理的后期阶段，从词典中检索到的语音信息可以暂时保存在专门的语音缓冲区中，直到发送到发音器官。患有传导性失语症的人此缓冲区可能受到影响，因此无法有效地保持音韵信息。因此，当制作语言计划时，一些音素被省略或被不正确的音素替换。不同类型单词制作任务中的错误相似性似乎与音韵处理相对较晚阶段的难度相一致，适用于所有音韵材料。此外，一个后词汇过程处理似乎能解释其中一个或多个音素被移动或交换的音素性语言，也就是说，似乎为已经检索到正确的语音信息在某些后续过程中变得错误。

传导性失语症言语产生缺陷的"词汇"和"后词汇"描述并不相互排斥。对比研究为这种观点提供了一些支持。描述了两个人，他们两个都产生了音素性错误，但言语特征在许多重要方面不同。第一个患者为词频及邻域密度的影响，在图片命名方面也比在单词复述方面差得多，即他在通过检索词汇存储信息才能完成的任务上存在障碍。第二个患者没有频率或邻域密度的影响，且在图片命名和单词复述中表现相似，表明词汇检索完成之后操作的处理阶段有障碍。然而，并非所有研究人员认同传导性失语存在两种不同功能障碍。有人认为，所有这些错误可能是单一类型的损害产生的，这种损害影响词汇 — 语音检索，这是一种理论；另一个理论是交互激活学说，在交互激活框架内，激活给定单词音素的概率取决于其词频及长度，无法检索一个或多个音素可能会导致音素移动错误及遗漏和替换。如果目标词的特定音素没有被充分激活，可以选择在相同位置的下一个最高度激活的音素。因此，在此框架内，移动和非移动错误都可能由单一的常见损害引起。任何不同任务表现的个体差异反映了语音障碍的总体严重性和损害程度。因此对传导性失语症语音编码障碍的解释在很大程度上取决于研究者的理论框架。在一个框架内支持两种不同的语音错误起源的证据，但在可能另一个框架内却支持单一起源。

三、传导性失语其他特点的理论解释

传导性失语症病例之间的变异可能与语言短期记忆障碍有关，最近的语言短期记忆模型提出了短时记忆缺损和语音处理之间关系紧密，Martin 和 Saffran 提出口语短期记忆代表有关单词及其音素的信息，自发语音通过该网络传输激活，但很快衰减。然而，网络不同层中单元之间的连续上行和下行激活可以"刷新"该激活，使其能够保持更长时间。根据这一理论，语音表征流动的激活在言语短期记忆中起着至关重要的作用，因此不可能将语音处理和短期记忆分开。另外，变异原因可能与语音输出处理的损害程度有关。一些传导性失语症的个体在口语生成任务中产生许多语音错误，但是涉及语音相似口语的区分几乎没有困难，而其他人在输入处理任务中存在障碍。基于此，一些研究人员认为语音输入和输出处理可能是单独不同的过程，两组之间存在强大的联系，如真词和非词复述可单独受损表明输入和输出语音存在单独的"直接"路线。在这一框架内，语音输入和输出过程都可以选择性地受到损害，但有时这两种类型的损伤可以在患有传导性失语症的个体中共存，表明语音输入和输出处理之间存在紧密关系，两种类型的任务激活了一组共同的语音导致词汇—语音连接强度的不同程度损害，并对口头输出的任务产生不成比例的影响。因为涉及语音输出的任务需要将单词与声音进行一对多的映射，如果损害对语音本身有影响，则激活模式变得不稳定，语音信息不能持续足够长的时间来有效地处理手头的任务，以致严重影响语音输入及输出过程。

四、传导性失语综合征的不同临床特点

1. 多音节词和句子的复述

传导性失语症的复述评分反映的是单词和句子复述任务的综合得分，许多传导性失语症的个体仅在句子复述任务存在障碍。在完成句子任务时，个体通过替换具有相似含义的词来解释原始句子，其中语音错误是主要的错误类型。患有传导性失语症的个体能够理解并保留句子的语义"要点"，但丢失了关于特定词语内容的信息。对于传导性失语症的个体，涉及短时间保留单字信息的任务也是困难的。例如，在听觉跨度任务中，一系列随机数字或其他单词必须按原始顺序重复，这些人通常得分显著低于正常范围，他们在这类任务中的错误大多是对整个单词的遗漏或替换。传导性失语症的这些特征也表明，言语短期记忆障碍可能是该病症的中心特征。

2. 运算过程和数字处理

传导性失语症的另一个特征是简单算术能力的显著损害。有人提出，在进行数值计算时，短时间内保留口语信息的能力尤其重要。许多患有传导性失语症的人存在数字识别困难，包括拨打

新的电话号码，理解、复述、书写复杂的数字，找钱以及识别时间。所有这些任务都对短时间内保留信息有很高要求，因此也可能与口头短期记忆障碍有关。

3. 口语理解

传导性失语症的主要特征之一是相对保存良好的听理解能力。传导性失语症个体在标准评估中理解任务表现得相当好，例如从一组语义相关的测试实验中匹配给定单词的图片、执行简单命令，或从简单的短篇小说中提取大意，均表现良好，然而某些类型的口语处理可能不完全正常。首先，一些患有传导性失语症的个体难以对听觉任务材料进行细节的语音分析，如不能区别只有一个音素的真词或非词，或者当给定方案在语音上相似时选择图片匹配出现错误，说明在某些情况下，语音障碍对输入语音处理也存在影响。

4. 阅读和写作

传导性失语症的人经常会在阅读和书写中产生与他们在口语表达类似的错误，例如患有传导性失语症的个体在单个词的书写中，较长单词往往比较短单词错误更多，在阅读中也观察到类似性，并且当材料由无意义的单词组成时，这些错误特别多。这种非字阅读不成比例地受损的表现模式称为语音阅读障碍。一些人在发音时如果提供有关其语音形式的其他可靠信息如拼写，则更准确地读取这个词。这种模式似乎表明有些人能够利用该词的书面拼写来支持语音编码。

五、变异的传导性失语

　　传导性失语症的一个变异是多字任务与单个字任务的区别。一些传导性失语症的人在单字任务中会产生许多语音错误，但在多字任务中接近正常水平；其他人在单字任务中表现出很小的损害，但在多字任务上存在严重的困难。这种差异可能提示存在两种不同的认知障碍，第一个影响语音编码，导致在单字任务和自发语音中产生音素错语；第二个影响口语短期记忆，导致句子复述任务表现不佳。Shallice 和 Warrington 认为这两种认知障碍在功能上是不相关的，但由于每种情况中涉及的大脑区域解剖学接近，故常常在患有传导性失语症的个体中共同发生。对于那些语音编码障碍占优势的病例，提出了"再生传导性失语症"，短期记忆障碍占主导地位的病例，提出了"复述传导性失语症"。然而，最近的病例表明，这两种完全独立的类型可能非常罕见，因为支持这两种传导性失语分型的证据不足。此外，许多当前的理论认为言语短期记忆是语音处理系统本身的新属性。因此，现有的框架不再区分语音处理以及言语短期记忆之间的功能关系。尽管只考虑单字任务，传导性失语症患者也表现出相当大的变异性。大多数传导性失语症病例单词复述比命名任务表现得更准确。具有这种特点的患者通常表现出保存完好的听觉 — 语音技能，在区分语音相似词的任务上表现良好。然而，少数人表现出相反的模式，复述表现得比命名更差，这些人在纯粹的听觉任务中得分很差，表明输出和理解的语音缺陷似乎与"深度语言障碍"密切相关。"深度语言障碍"是在某些 Wernicke 失语症中出现的更严重的复述障碍，不仅产生语义及语音错误，听觉理解也严重受损。患有传导性失语症的个体可能有相同的潜在认知障碍。

六、传导性失语症的评估

在标准失语症评估中，例如 BDAE 和 WAB-R，传导性失语症的定义标准非常相似。在这两个评估中，传导性失语症通常是在流利的语言和相对保存完好的听理解背景下，识别单词和句子复述障碍。经验丰富的临床医师通过其独特的语言特征来识别传导性失语症的典型病例，包括相对流畅的语言，偶尔出现的音位性语言障碍，以及伴随对这些错误的自查自纠。这种诊断分类仅适用于一小部分失语症患者，这些人在沟通及潜在的认知和神经缺陷方面有许多相似之处。传导性失语症的诊断要求有流利的语言，但许多患有传导性失语症的人表达并不像 Wernicke 失语症那样"流利"，通过单词查找可能会破坏语音。而 Broca 和传导性失语之间的关键区别在于错误运行中的语音质量及运行长度。诊断传导性失语症的另一个潜在困难是将这种疾病与不太严重的 Wernicke 失语症区分开来。标准评估在这里特别有用，可以为检查者提供精确的截止分数，以区分传导性失语症与 Wernicke 失语症。然而这种区分的人为参与因素太多，并且流利性失语症个体的理解得分是一个连续的过程，诊断只是一个起点，它可以指导进一步的、更详细的特定心理语言学功能测试。评估中出现的最后一个问题涉及"恢复"病例的分类，即最初被诊断患有 wernicke 失语症的个体在随后的测试中出现传导性失语症的特征。一些研究人员和临床医师认为，这些"恢复的"Wernicke 病例应该被视为一个独特的类别，因为它们可能具有一些独有的特征。然而，关于这些个体在功能上或解剖学上与其他传导性失语症存在哪些差异的系统研究很少。目前，更好的方法可能是以传导性失语症的诊断为起点，并注意病例的任何不寻常特征。

传统认为传导性失语症作为一种独特的综合征，强调语言处理的关键"中心"和连接它们的途径。目前的研究已经否认了这种观点，传导性失语症是一组功能上和解剖学上的相关缺陷，这些缺陷将语音处理作为共同的主题，并提倡从认知角度分析语言障碍分类。这不仅引起我们对于经典症状、方法、假设的关注，而且还为我们提供了分析不同证候分类中变异性的新方法。然而，这种方法的缺点在于将每个认知功能视为独立的成分，过分强调功能独立性，并未考虑在不同特征之间观察到的共同关联，如何将认知功能的各个组分进一步联系是以后研究的重点。

参考文献

1. Dotan D, Friedmann N. Steps towards understanding the phonological output buffer and its role in the production of numbers, morphemes, and function words. Cortex, 2015, 63: 317-351.

2. Majerus S. Language repetition and short-term memory: an integrative framework.Front Hum Neurosci, 2013, 7: 357.

3. Goral M, Naghibolhosseini M, Conner PS. Asymmetric inhibitory treatment effects in multilingual aphasia. Cognitive Neuropsychology, 2014, 30 (7-8): 564-577.

4. Dominguez A, Socas R, Marrero, et al. Phonological, lexical, and semantic errors produced by impairment at the output buffer in a Spanish aphasic patient. Neurocase, 2015, 21 (4): 418-428.

5. Salis C, Hwang F, Howard D, et al. Short-term and working memory treatments for improving sentence comprehension in aphasia: A review and a replication study. Semin Speech Lang, 2017, 38 (1): 29-39.

6. Raghubar KP, Barnes MA, Hecht SA.Working memory and mathematics: A review of developmental, individual difference, and cognitive approaches.Learning& Individual Differences, 2010, 20 (2) : 110-122.

7. Sidiropoulos K, Ackermann H, Wannke M, et al. Temporal processing capabilities in repetition conduction aphasia. Brain Cogn, 2010, 73 (3) : 194-202.

8. Kidd, Evan. The role of verbal working memory in children's sentence comprehension: A critical review.Language Learning, 2013, 63 (2): 211-242.

9. Hansen P. What makes a word easy to acquire ? The effects of word class, frequency, imageability and phonological neighbourhood density on lexical development. First Language, 2016, 37 (2) : 205-225.

10. Steve M.Language repetition and short-term memory: an integrative framework. Front Hum Neurosci, 2013, 7:357.

11. Nadine M, Laura M, Francine K, et al. Cross-modal priming facilitates production of low imageability word strings in a case of deep-phonological dysphasia. Nordisk Medicin, 2014, 106 (10) : 279-284.

（代 杰 刘 琪 张玉梅）

第五章

命名性失语

一、概述

1898 年 Pitres 首次提出命名性失语为一种独立的失语综合征，特指以命名不能为主要症状的失语综合征，命名障碍最为突出，语言的其余方面保留相对完整，占全部失语类型的 9.3% ～ 16%。Pitres 认为命名性失语与左半球颞顶交界区或颞叶受损有关。而 1979 年 Benson 在失语分类中将命名性失语归为无定位失语症，主要是因为临床观察及研究发现一些皮质下（白质）如放射冠、基底节区的损伤也可以引起命名性失语。

二、命名性失语症（AA）的临床特点

命名性失语以命名不能为主要特征，属于流畅性失语的范畴，能在句子水平流畅说话，命名不能，自发性找词困难，但试图用迂回语言来解释，并常可接受选词提示，言语理解基本正

常，复述好，神经系统检查常为阴性，也可有"三偏"。命名性失语临床特征见表1。

表1 命名性失语症常见语言损伤特征

流畅度	多正常，流利型，可有空话
复述	多正常或轻度缺陷
语言、文字理解	多正常
朗读	部分障碍
书写	部分障碍
命名	部分障碍

相对于其他类型的失语症患者，AA 患者除了命名障碍外，其余听、说、读、写各种语言功能基本保留，临床表现主要有以下特点：

1. 谈话：为流利型失语口语，说话不费力，发音和语调往往正常。但缺乏实质性词，看图说话及自发语中常有"找词困难"及"迂回现象"，由于找词困难，自发谈话中常常有过多的停顿，患者说要"想一想"，且有名词和代词最常受累的特点。"迂回现象"即常常描述某个物品的功能等特征以代替其名称，可出现词义性错语，甚至有一些"新词"，成为"空话""错语"，以致不能准确表达语义。

2. 口语理解：可完全正常或轻度缺陷，也有一些患者理解能力受损较明显，但未达到经皮质感觉或感觉性失语的标准，在 WAB 的标准中被归为命名性失语，这时，其治疗需侧重于理解。

3. 复述：一般非常好。

4.命名：肯定的命名不能，但各例程度不一致，轻者可不易查出，重者甚至拒绝提示，但主要是找词性命名障碍，并有"迂回现象"，即常以描述物品功能和属性代替名称，如说不出水杯名称，能说出是"喝水用的""渴"，甚至用手势做出喝水动作。而且，此类患者往往能很好地接受选词提示，如追问患者"是水壶吗？"患者回答："不是"，再提示："是水杯吗？"患者会立即回答："对。是水杯，水杯"，有时患者通过组词、造句也可以回忆出名称。这种命名障碍往往与患者对物品的熟悉程度也有关系，如大多脑梗死的患者有吸烟史，这些患者往往对"香烟"可以做出最快最准确地命名，而对不熟悉的，如"风车""头盔"往往比较困难。也有患者将所有物品均命名为自己熟悉的字词，如有的患者会将"摇椅"命名为"椅子"，最后再补充一句"摇的"，甚至做出坐摇椅的动作。有些患者命名时可出现错语。除视命名有障碍外，列名、反应命名及通过其他感觉通道（如触觉）命名能力也可受影响。

5.阅读和书写：可接近于正常，也可有明显障碍，除文盲患者外，非文盲患者均有不同程度的失读和失写。主要和病变累及部位有关。

三、命名性失语病变部位及病理机制

各型失语恢复期都可表现出以命名障碍为主要特点的失语，似命名性失语，因此，命名性失语的病灶可在优势半球的不同部位，但如起病后急性期即表现典型的命名性失语特点，则病灶大多在优势侧角回、颞中回后部或颞枕结合区，其余部位引起的命名性失语亦不少见。

（一）基于磁共振 T₁WI 的脑区定位研究

自 Benson 对无定位失语进行定义及描述以后，认知心理学及神经影像学对命名性失语症的脑损伤定位及病理机制进行了大量研究。

Grigori Yourganov 等对 98 例（命名性失语 35 例，运动性失语 33 例，感觉性失语 7 例，传导性失语 13 例，完全性失语 10 例）慢性失语症患者的结构像 MRI 进行支持向量机（提取可用于分类的特征并用这些特征进行分类）研究，分别提取到可用于这些失语类型分类的脑区，结果显示，除命名性失语以外的四种失语均可提取到可用于分类的特征性损伤部位，而命名性失语则由于所涉及的脑区覆盖其余类型而无法对其进行很好的特征提取。这可能是由于对于慢性失语症而言，各型失语恢复期都可转归为命名性失语，甚至仅遗留命名障碍，这也是命名性失语的病灶可在优势半球不同部位的一个重要原因。

但对于起病后急性期即表现典型命名性失语的患者，病变部位仍不确定，一项基于结构像磁共振（T₁WI MRI）的特征性提取分析表明，对从发病最初就表现为命名性失语症的患者，其脑损伤部位主要位于优势半球颞中回前半部、颞极（Brodmann21、Brodmann 38）及颞中回的后部（Brodmann37），此外，优势半球颞中回与枕叶的接合区、外侧前额叶皮质（Brodmann 45 和 Brodmann 46）及深部白质也有一小部分损伤。

（二）基于扩散张量成像的白质研究

扩散张量成像（diffusion tensor magnetic resonance imaging，DTI）是近年来迅猛发展的唯一可在活体进行脑白质结构成像的磁共振成像新技术。临床观察及研究发现一些皮质下（白质）如放射冠、基底节区的损伤也可以引起命名性失语。研究显示，与语义加工相关的前颞叶后部在命名过程中也起着非常重要的作用，进一步白质纤维追踪研究发现，与左侧额下回连接的白质损伤对患者的命名加工有明显影响，但不影响患者的语义理解。一项康复研究指出，命名性失语患者语言能力的恢复模式（右侧额叶的激活及额下回后部及辅助运动区之间的白质连接增强/减弱）取决于左侧大脑半球损伤范围的大小。

基于 DTI 的结构网络分析其结构基础，发现极有可能是某些脑区之间的白质纤维连接受到了破坏导致了命名性失语症，尤其是皮层下损伤所致的命名性失语症的发生，但仍无明确结论，需进一步深入研究。

（三）基于 fMRI 的脑网络研究

近年来，随着影像技术的进步，基于血氧水平依赖的静息态功能磁共振（BOLD resting functional MRI）及基于血氧水平依赖的任务态磁共振成像（task functional MRI）、脑连接技术的功能网络研究、基于 DTI 的结构网络广泛应用于多种认知功能的研究，且大多学者认为用脑网络学说（各脑区之间相互制约协调形成）解释认知功能的实现及损伤较分散的脑区定位更具合理性。

fMRI 研究发现命名性失语症患者语言功能的损伤与一些特定灰质脑区之间的连接受到破坏有关。一项研究显示，不包括语音词形的语义任务使健康对照组和失语症患者随后的图片命名任务得分有所提高，与此相关的是，整个对照组与语义处理相关的脑区在短期内出现了激活增强，如右侧舌回（延伸到楔前叶）和左枕下回（延伸到梭状回）。相反，无论是长期还是短期内，失语症患者的激活主要是在左半球与语义加工相关的区域及右半球的同源区。

结构像与功能磁共振结合的研究指出：与正常对照相比，命名性失语症患者体积明显增大的灰质脑区有右颞回、右侧顶下小叶、缘回和左枕中回。体积减小的灰质脑区包括右尾状回及双侧丘脑。命名性失语症患者增强的功能连接出现在右颞回、右侧顶下小叶及右侧楔前叶之间，右角回及右枕上回之间的连接。减弱的有右侧尾状回、辅助运动区及背外侧额上回之间的连接。此外，左枕中回与左侧眶中额回之间的连接强度与行为成绩呈正相关。

（四）结合认知心理学理论的脑网络研究

1. 语言加工过程

目前公认的认知心理学理论将语言加工中的 PN 从接受刺激（视觉）到产生语言分为四部分（图 3、图 4）。

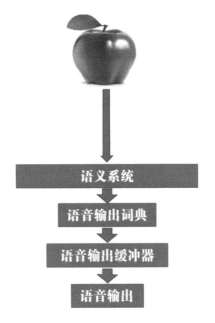

图 3 语言加工过程模式图（彩图见彩插 3）

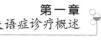

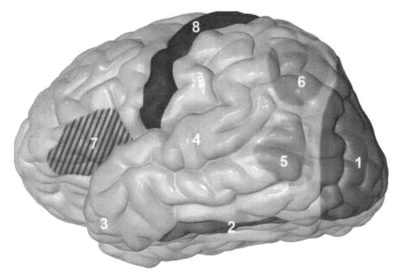

图 4　参与图片命名的主要皮层区域（彩图见彩插 4）

图片引自：Gleichgerrcht E，Fridriksson J，Bonilha L.Neuroanatomical foundations of naming impairments across different neurologic conditions.Neurology，2015，85（3）：284-292.

（1）视觉识别：目标物品的外形信息通过视网膜—视觉传导通路，最终到达枕叶初级视觉皮层中枢（图 4 的 1 号皮层区域），枕颞叶联络纤维将目标物品的视觉信息传递到颞叶相关皮层区域（图 4 的 2 号皮层区域），该部位皮层通过分析目标物品的形态、颜色等信息判断看到物品为自己熟悉的物品。这一步骤主要由视觉皮层（枕叶尤其是中枕部皮层）及颞枕连接区完成。

（2）语义激活：视觉皮层将客观物品的视觉信息传递到颞叶皮层，与之相关的语义信息被激活。以苹果为例，跟这个物品相关语义表征有：颜色可以是红色、绿色，味道是甜的，长在苹果树上等。这一整套表征信息被激活并与语义词典中的条目进行比对，使我们确定这个物品是苹果而不是梨或其他。语义信息的编码总和，称之为语义记忆或者语义词典。研究认为这一过程与双侧颞叶的活动有关，其皮层区域主要在双侧颞叶前端（图 4 的 3 号区域）和颞叶底部的梭形皮质（图 4 的 2 号区域）。但对 PN 任务而言，主要涉及的语义加工为具象词汇，对于这类词汇的语义存储加工在语言学中的研究较为成熟，语言学家认为负责的脑区为前颞叶腹侧（双侧，尤其是左侧），因为一些研究观察到这一区域的损伤会特异性地导致具象概念（或视觉信息）产生缺陷，而抽象概念相对保留。一项神经影像和神经心理学实验发现具象概念的处理很大程度上受限于颞叶，且有左侧大脑半球偏侧化，分别可以看到峰值位于左侧颞上沟（superior temporal sulcus，STS）前部及颞叶腹侧、左侧颞下回、左侧眼眶皮质中部（left medial orbitofrontal cortex，left medial OFC）。一项 meta 分析比较了抽象及具象概念的加工，认为抽象概念的加工与左侧额下回（left inferior frontal gyrus，LIFG）及左前颞叶的上部（superior aspects of the left anterior temporal lobe，ATL）和 STS 的活动有关，而具象概念的加工则广泛分布于两个半球之间，包括双侧角回（angular gyrus，AG）及双侧背前额叶皮质、左后扣带和左下颞叶梭形皮质（图 4 的 2 号区域）。

（3）词汇提取：这是一个词汇化的过程，即大脑皮质综合分析完传入的信息，把上一个过程中确定的物品概念转换成特定的词条，并激活该词的语音表征如音素、韵律。这一过程涉及多个层面的选择，比如看到一张"狗"的图片，可以从不同层面联想到"动物""哺乳动物""犬类""狗"等词汇；也可能需要从不同细节特征进行同义词的选择，如在英文中"couch"和"sofa"都表示沙发，但"couch"指供昼夜坐卧，似床一样的长沙发或睡椅。而"sofa"指有扶手和靠背，可供多人坐或一个人睡的长沙发，也可以泛指沙发；还有一些"语义邻居"比如"eagle""hawk""falcon"都有表示鹰的含义，但又有细微的差异，按体型大小划分的话最大的是"eagle"、中型的是"hawk"、最小的是"falcon"。"eagle"可以特指白头鹰，美国国鸟，"hawk"指广义上的鹰，"falcon"指隼。心理语言学家研究认为这些具体词汇的选择是由左侧颞中回及颞下回完成的。而负责参与语音提取和词汇化的皮层区域是优势半球颞叶后部，尤其是颞上回的后部（图4的4号区域）和缘上回。但如果涉及冲突解决及方案制定，则需要前额叶皮层尤其是额下回参与完成，尤其是语言优势半球（左侧大脑半球）的额下回。

（4）语音输出：最终实现命名，即说出物品或图片的名称。在完成词语的提取过程后，还需要进行词语的语音输出过程。在这一过程中，首先由运动相关皮层形成言语运动计划，涉及发音器官的选择、排序和激活，转化成运动神经传导冲动到喉、舌、唇、呼吸肌等发音器官，精确控制肌肉收缩的顺序、位置、时间等形成正确的音和律。这一过程主要需要激活的脑区有优势半球额下回后部（图4的7号区域）、中央前回运动皮层（图4的8号区域）、岛叶，颞下回后部及运动相关白质（内囊、基底节、运动皮层、小脑及脑干）等。本研究设计是让被试者默想图片的名字，并未要求被试进行语音输出，但仍有双侧中央前回（左侧较多）、辅助运动区等部位的激活，这可能是因为被试者虽然没有完成"说"这一动作，但已经有这一动作的冲动形成，或者这些名词本身让被试联想到了一些动作，因为有研究表明，对于一些动词（如"踢"）或者与动作有关的名词（如"足球"），还有一些既可以作为名词又可以作为动词的词汇如"爱"的加工会引起与运动有关脑区（如前额叶皮层、顶叶下部）活动。

国外有研究指出前颞叶后部与命名和理解的语义加工相关，进一步白质纤维追踪研究发现与左侧额下回连接的白质损伤对患者的命名加工有明显影响，但不影响患者的语义理解。

2. 动词与名词加工的神经基础

早在 1991 年，神经心理学研究就发现，不同区域大脑损伤的患者会表现出动词或名词加工的相对特异性损伤的双分离现象（有的患者对名词的加工受损而对动词的加工完好，有的患者对动词的加工受损而对名词的加工完好）。研究表明动词和名词不是独立存在的，他们之间有着密切联系，且动词比名词的加工更复杂：动词和名词在实际使用中常常形成动宾短语（如"打开信箱"）。所以，看到某个物品我们会联想到某个 / 些特定动作，如研究发现连续呈现两个关联动作相似的物品（如"钳子"和"核桃夹"），第一个物体会对第二个物体的识别有启动作用，即使识别第二个物体的反应时间缩短。反过来，动词概念也往往整合着某些特定名词的概念，如我们看到一个工具会想要操作它，而看到一个建筑物时会根据它做出导航性动作，研究动词与名词加工的神经基础有利于更好揭示语言加工的机制。

关于动词及名词加工的神经基础研究已经发现，加工动词概念的脑区主要包括前额叶、运动皮层、顶下叶、颞中回后部等区域；加工名词概念的脑区主要包括大脑腹侧枕颞叶皮层的广泛脑区及储存名词属性知识的相应感知觉皮层。但对于动词及名词的加工是如何整合及分离的，数年来的研究仍未取得一致结论，最开始的研究认为动词和名词分别由额叶及颞叶加工，此后的脑网络研究也先后找到许多与二者有关的脑区及脑区间的功能连接，但尚无确切结论，仍有待进一步研究。结合认知心理学的语言加工理论，在网络层面探讨命名性失语症患者的功能损伤特征及定位，并在此基础上基于 DTI 的结构网络分析其结构基础，或许将为命名性失语症的发生及康复机制的研究带来曙光。

四、命名性失语的评估及预后

失语症评定总的目的是通过系统全面的语言评定发现患者是否有失语症及程度，鉴别各类失语，了解各种影响患者交流能力的因素，评定患者残存的交流能力，制订治疗计划。

一般来说，命名性失语症为所有失语症类型中表现最轻的一种，预后相对较好，恢复较快，国内的周丽等随访 6 例卒中后命名性失语患者，发现在发病后 2 个月内恢复显著，第 4 个月时已完全恢复，各分项语言成绩中自发语的恢复优于听理解、复述、命名、阅读及书写，第 4 个月到第 6 个月没有明显改变。但由于利用量表分类的命名性失语症其病灶定位多变，语言损伤在命名、听理解及表达上仍会有不同侧重，众多混杂因素包括年龄、性别、卒中的类型、位置、体积大小均会影响言语的恢复，甚至是恢复机制有根本差异，其余失语症类型经过自发及康复干预后也往往转归于此，故对其预后仍无法进行确切的预估。

五、命名性失语的康复治疗

1. 命名性失语常用的语言训练法

基本方法有听理解、文字理解、抄写、模仿、复述、阅读、命名、描写、唇舌操等。

针对性训练一般以口语、命名、文字、称呼训练为主。尤其需要训练强化对名称的记忆，通过家人讲述患者以前感兴趣的事以恢复记忆。

（1）口型及声音训练：治疗师及家属要训练患者发音、口型，患者通过看、模仿进行校正和加强，训练应从最简单、最见效及最熟悉的字母或单字开始，如"好""O"，每天5min。

（2）图片训练法：治疗师及家属可指着图片及上面的文字让患者跟读，并进行纠正和加强；也可在说词语时配合肢体动作，如吃饭，可拿着筷子或饭盒做吃饭的动作，通过视听觉的结合，促进患者的语言恢复，每天5min。

（3）闲谈训练法：治疗师及家属加强与患者的交流，谈及患者感兴趣的内容，注重患者自身意思的表达，但不限形式，可以为文字、图画、口型或肢体动作，训练人员要有耐心，并给予患者支持与信心，每次10min。

（4）称呼训练：语言治疗人员逐张问患者"这是什么?"由患者逐一进行回答，当回答不出或错答时，可用描述图中内容的用途或词头音进行提示。

此外，需特别关注患者的听理解能力，对于听理解受损较重的患者需加强理解能力训练，如采用词图匹配或图词匹配，将词卡交给患者做1/5选择，图与词的匹配与之相反。

2. 其他可选择的康复方法

音乐训练法：播放一些简单、熟悉、欢快的歌曲，让患者跟唱，开始时治疗师及家属需与患者一起哼唱，其后逐渐唱慢，使患者能独自哼唱，以改善患者说话流畅性，每次 10min。上述训练均每日 1 次，共治疗 4 周。

头针：使用 1.5 寸无菌针针刺言语一区，进针角度与头皮呈 30°，快速穿刺并平刺深 0.8 寸，以 200 次 /min 速度快速、小幅度捻转 30s，留针 30min 然后起针。

舌针：取金津、玉液及廉泉穴，患者坐位，其中金津、玉液穴采用平补平泻法，将针头沿舌根方向刺入 0.3 ～ 0.5 寸，有针感后出针；廉泉穴采用轻度提插捻转法刺向舌根，针刺后不留针，以咽喉部有针感为宜。

此外，近年来重复经颅磁刺激（rTMS）、经颅直流电刺激（tDCS）、药物治疗，以及计算机辅助治疗等作为言语语言治疗的辅助手段也取得了不错的成果并具有相当的前景。

3. 疗效判定标准

显效：失语程度缓解二度或接近正常。

有效：失语程度缓解一度。

无效：训练前后无变化。

早期语言康复训练改善急性脑卒中后失语症患者效果确切，能够最大程度恢复语言表达能力，促进患者早期融入社会，提高生存质量，值得临床继续探讨与推广。

参考文献

1. 周丽, 叶静 . 脑卒中后命名性失语病灶部位分布及失语恢复情况 . 武警医学，2013（8）：683-685.

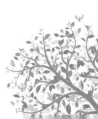

2. 陈营，李华. 失语症类型与病变部位的相关性研究. 农垦学，2014（2）：108-110.

3. Yourganov G，Smith KG，Fridriksson J，et al. Predicting aphasia type from brain damage measured with structural MRI.Cortex，2015，73：203-215.

4. Menke R，Meinzer M，Kugel H，et al. Imaging short-and long-term training success in chronic aphasia.BMC Neurosci，2009，10：118.

5. Radanovic M，Mansur LL. Aphasia in vascular lesions of the basal ganglia：A comprehensive review. Brain and Language，2017，173：20-32.

6. Kang EK，Sohn HM，Han M，et al. Subcorticalaphasia after stroke. Annals of Rehabilitation Medicine，2017，41（5）：725.

7. Robson H，Zahn R，Keidel JL，et al. The anterior temporal lobes support residual comprehension in Wernicke's aphasia. Brain，2014，137（3）：931-943.

8. Griffis JC，Nenert R，Allendorfer JB，et al. The canonical semantic network supports residual language function in chronic post-stroke aphasia. Hum Brain Mapp，2017，38（3）：1636-1658.

9. Skipper-Kallal LM，Mirman D，Olson IR. Converging evidence from fMRI and aphasia that the left temporoparietal cortex has an essential role in representing abstract semantic knowledge.Cortex，2015，69：104-120.

10. Kuhnke P，Meyer L，Friederici AD，et al. Left posterior inferior frontal gyrus is causally involved in reordering during sentence processing. Neuroimage，2017，148：254-263.

11. Heath S，Mcmahon KL，Nickels L，et al. Neural mechanisms underlying the facilitation of naming in aphasia using a semantic task：an

fMRI study. BMC Neurosci, 2012, 13: 98.

12. Yang M, Yang P, Fan Y, et al. Alteredstructure and intrinsic: functional connectivity in post-stroke aphasia.brain Topogr, 2018, 31（2）: 300-310.

13. Harvey DY, Schnur TT. Distinct loci of lexical and semantic access deficits in aphasia: Evidence from voxel-based lesion-symptom mapping and diffusion tensor imaging. Cortex, 2015, 67: 37-58.

14. Pillay SB, Binder JR, Humphries C, et al. Lesion localization of speech comprehension deficits in chronic aphasia. Neurology, 2017, 88（10）: 970-975.

15. Griffis JC, Nenert R, Allendorfer JB, et al. The canonical semantic network supports residual language function in chronic post-stroke aphasia.Hum Brain Mapp, 2017, 38（3）: 1636-1658.

16. Britt AE, Ferrara C, Mirman D. Distincteffects of lexical and semantic competition during picture naming in younger adults, older adults, and people with aphasia. Front Psychol, 2016, 7: 813.

17. Weiss PH, Ubben SD, Kaesberg S, et al. Where language meets meaningful action: a combined behavior and lesion analysis of aphasia and apraxia.Brain Struct Funct, 2016, 221（1）: 563-576.

18. Skipper-Kallal LM, Lacey EH, Xing S, et al.Righthemisphere remapping of naming functions depends on lesion size and location in poststroke aphasia.Neural Plast, 2017: 8740353.

19. Bi Y, Wang X, Caramazza A. Object Domain and modality in the ventral visual pathway. Trends in Cognitive Sciences, 2016, 20（4）: 282-290.

20. Gallivan JP, Culham JC.Neural coding within human brain areas involved in actions. Curr Opin Neurobiol, 2015, 33: 141-149.

21. Ellis C, Urban S. Age and aphasia: a review of presence, type, recovery and clinical outcomes. Top Stroke Rehabil, 2016, 23 (6): 430-439.

22. Gattringer T, Ferrari J, Knoflach M, et al. Sex-related differences of acute stroke unit care: results from the Austrian stroke unit registry. Stroke, 2014, 45 (6): 1632-1638.

23. Watila MM, Balarabe SA. Factors predicting post-stroke aphasia recovery. J Neurol Sci, 2015, 352 (1-2): 12-18.

24. Aghaz A. Therole of neuroplasticity types in aphasia recovery and its influencing factors: A systematic review of literature. Advances in Bioscience and Clinical Medicine, 2017: 42.

25. 刘晓丽. 早期语言康复训练改善急性脑卒中后失语症患者的效果观察. 中国实用神经疾病杂志, 2017, 20 (6): 141-142.

26. 王岷岷. 头舌针结合语言康复训练干预急性脑卒中后失语症的临床研究. 白求恩医学杂志, 2016, 14 (6): 740-741.

（叶　娜　李越秀　张玉梅）

第 六 章

经 皮 质 性 失 语

一、概述

经皮质性失语又称分水岭区失语综合征，其病灶位于分水岭区，共同特点是复述相对保留。经皮质性失语根据病变所在的不同脑动脉分水岭区和临床表现，可分为经皮质运动性失语（transcortical motor aphasia，TMA）、经皮质感觉性失语（transcortical sensory aphasia，TSA）及经皮质混合性失语（mixed transcortical aphasia，MTA）。TMA 也称为前部孤立综合征，具有前部失语的基本特点，占失语症患者总数的 23.62%。TSA 是一种临床常见的失语症类型，约占失语症患者总数的 16.58%。Wernicke 在 1874 年首先提出了经皮质感觉性失语症，并将其描述为复述功能相对保留的一种失语综合征。MTA 又称语言区孤立（isolation of thespeech area），可以看作是经皮质运动性失语和经皮质感觉性失语并存。MTA 失语症患者较为少见，约占失语症患者总数的 6.53%。

二、经皮质性失语的临床特点

经皮质性失语以复述保留，病灶位于大脑中动脉与大脑后动脉分布交界区，即分水岭区域。因病变位置不同，临床表现也不同。具体临床特征见表 2 和图 5。

表 2　经皮质性失语常见语言损伤特征

失语症类型	TMA	TSA	MTA
流畅度	非流利型，启动、扩展困难	流利型，内容空洞、缺乏实质词	非流利型
复述	较好	相对好	好
语言、文字理解	相对较好，部分障碍	有障碍	完全障碍
朗读	较好	较差	有障碍
书写	抄写好，听写和自发书写差	较差	有障碍
命名	有障碍	有障碍	有障碍
病变部位	优势半球额叶 Broca 区前部或上部	颞、顶叶分水岭区	优势半球分水岭区

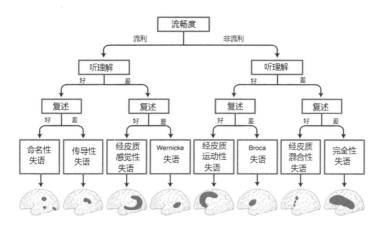

图 5　失语症临床表现（彩图见彩插 5）

1.TMA 的临床特征是听理解较好，复述能力强，自发性语言不流利，语音（包括音位及声调）出现明显障碍，功能词易出现障碍，其中以介词及连词受损为主，实质词多能保留，主动句多正常，被动句理解障碍较明显。

2.TSA 的临床表现主要是听理解能力差，对名词及动词理解差，特别是近义词较多的名词受损更重，主动句及被动句理解均有障碍。复述能力强。自发性言语表现为流利性，无发音障碍、韵律障碍，但内容空洞，功能词保留，缺乏实质词，有明显的语义倒错，主谓宾句子结构紊乱。命名障碍，书写能力受损，伴有失读症和失写症。

3.MTA 的临床特征是病灶介于 TMA 及 TSA 之间，复述好，听理解能力较差，自发性语言不流利，有时出现刻板的单字，命名障碍，找词困难，伴有阅读和写作障碍，发音通常被保留。

三、经皮质性失语病变部位及病理机制

经皮质性失语的临床特点是复述保留，复述功能位于在左侧大脑半球外侧裂周区，与听觉加工和言语产生两中枢及两中枢的联系纤维有关。两中枢及其联系路径完整才会有复述的保留。MTA 患者左侧半球分水岭区受损外侧裂周缘区孤立时，其语言障碍表现为流畅性和理解力受损，强迫性复述。有学者认为，语音信息首先到达初级听语言中枢（41 区、42 区）并在此处有短暂的听觉印记存储，然后信息传达到 Wernicke 区（实质词皮层储存区）才能被理解，即被自我意识感知。MTA 出现强迫性复述，说明语音信息未传达到 Wernicke 区（22 区），即初级听中枢与初级语言运动中枢（Broca 区），二者之间的联络纤维在失去更高级皮层（额颞顶叶皮层）的抑制作用后产生症状。TSA 患者时由于 Wernicke 区和语义/概念区域的语音词汇输入路径断联，导致患者听理解障碍，但由于两中枢及其联系路径完整，复述功能保留。TMA 患者语义/概念区与 Wernicke 弧之间中断，语言障碍表现为自发性语言能力受损。

四、经皮质性失语的影像学研究

近年来，随着脑功能影像学技术的不断发展，2 项先进的技术 — 功能性磁共振成像（functional magnetic resonance imaging，fMRI）和弥散张量成像（diffusion tensor magnetic resonance imaging，DTI）在神经语言学研究中的广泛应用，极大地促进了人们对失语症脑机制的研究和认识。

1. 基于 fMRI 的脑网络研究

功能性磁共振成像是研究完整和受损认知功能最广泛使用的成像技术之一，特别是，越来越多的研究使用 fMRI 来评估功能性脑活动变化对获得性失语治疗的反应，提供对神经可塑性的洞察，了解其脑损伤后语言恢复的机制，有利于康复治疗模式的发展。fMRI 可以使大脑的活动视觉化，自发的大脑活动存在于并联的大脑网络，可以通过静息态功能磁共振显示，语言相关的脑活动可以通过扫描中执行语言任务获得（基于任务的 fMRI）。

fMRI 研究发现，左额叶病变引起的经皮质感觉性失语患者的听力理解障碍是由于脑卒中急性期语言中枢功能脱节，其语言网络中的功能连接下降，难以进入后语言区所致。一项研究显示，使用动词生成对 TSA 患者与对照组进行功能性磁共振成像（fMRI）完成句子完成任务，TSA 患者最初的功能磁共振成像显示，大脑半球间／半球内的激活模式没有发生逆转，与对照组相比，语言网络中的静息状态功能连接明显减少，TSA 患者的左侧颞顶区和周围区相关性较弱。相比之下，TMA 的额叶激活更强，TMA 在额叶和颞叶语言区域之间有很强的相关性，在两个半球的额叶和颞叶都有一些分散的区域。在正常人对照组中也观察到额叶和颞枕叶区域的激活范围更广。在随访研究中，两名 TSA 患者的连通性模式均发生显著变化；在上颞回、中颞回及前额叶和顶叶之间存在很强的相关性。这些结果与 DTI 显示的相对保留的结构连通性表明，语言区之间功能而非结构连接的断开解释了患者的症状。

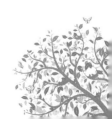

2. 基于扩散张量成像的白质研究

扩散张量成像（diffusion tensor imaging，DTI）是近年来发展起来的基于大脑内水分子扩散运动的核磁共振成像技术。从DTI 中得出的数据能直观地描述神经纤维空间分布，为神经纤维在语言处理中作用的研究提供了很大便利。DTI 可以使主要的白质纤维束，例如，弓状束连接的 Broca 区和 Wernicke 区，及其两者之间在背侧和腹侧的神经纤维束视觉化和量化。有研究证实，DTI 分析数据显语言加工的过程与语言区相连的纤维传导束有关，主要通过背侧通路中弓状纤维束及上纵束的一部分将额叶皮质与颞叶皮质联系起来，其功能与复述及复杂语法加工有关。另一通路是腹侧通路中钩状束、额枕下束和下纵束等，在语法加工、语义加工、听理解、书写和视觉辨认等方面发挥重要作用。一些研究表明，利用 DTI 研究弓状纤维束在卒中后失语症预后方面有相当的临床价值。一些学者也认为，康复治疗后弓状纤维束能够被重建的失语患者，其预后相对较好。

五、经皮质性失语的评估及预后

目前国际常用的失语症评定方法有波士顿诊断性失语症检查（boston diagnostic aphasia examination，BDAE）、日本标准失语症检查（standard language test of aphasia，SLTA）、西方失语症成套测验（western aphasia battery，WAB）、Token 测验。主要对失语症患者的自发性语言、听理解、复述、命名、阅读和书写能力进行整体评估。根据其评估结果，确定失语症的类型，制定康复治疗计划和目标，通过随访语言评定结果和神经影像学的结果，判断康复训练的疗效和预后。失语症的恢复过程是持续的，在最初的 2 个或 3 个月，自然恢复效果最为显著，在发病后 1 年时达到相对稳定的状态。MTA 为所有失语症类型中语言功能障碍较重的一种，预后相对较差。TSA 比 TMA 预后差。一般来说，众多因素包括年龄、性别、卒中的类型、位置、体积大小均会影响经皮质性失语患者言语的恢复。存在其他认知功能障碍的失语症患者预后较差。

六、经皮质性失语的康复治疗

1. 传统语言康复治疗方法

常用的语言训练方法包括听理解训练、言语表达训练，阅读理解训练、书写表达训练、实用交流能力训练、辅助交流能力训练，如发声训练、唇舌运动训练及采用手势、画板、交流板等。有研究证实，早期系统采用实物训练接受信息、反馈信息及能输出信息，3 个月后失语症类型从经皮质混合性失语转化为经皮质运动性失语，患者的语言残存能力明显改善，可见实物理解能力训练很有必要。随着科学技术的发展，语言训练已很少单独使用，一些新型技术已经被认为是失语症康复中增强传统语言训练作用的新方法。

2. 新型康复技术

近年来，非侵入性脑刺激技术，包括经颅磁刺激（transcranial magnetic stimulation，TMS）技术和经颅直流电刺激（transcranial direct current stimulation，tDCS）技术已被广泛的应用于临床。一项包括 160 例患者的 meta 分析发现，重复低频经颅磁刺激对命名、复述、写作、理解均有显著的积极影响。有研究发现，rTMS

通过不同刺激频率调控大脑语言区皮质兴奋性，如高频 rTMS 可直接提高左半球语言皮质或右半球语言镜像区皮质兴奋性，促进局部皮质参与语言网络重塑；低频 rTMS 可抑制右半球语言镜像区皮质兴奋性，通过降低其对左半球皮质经胼胝体抑制作用，能间接提高左半球语言区兴奋性，并参与语言网络重塑。一项研究以失语症后听理解为观察指标，对卒中后病程＞ 12 个月的患者实施阳极 tDCS 刺激左外侧裂后部周围区，发现患者听理解能力能够改善。

此外，其他的语言训练方法如针灸、音乐疗法、药物治疗，以及计算机辅助治疗等辅助治疗手段也取得了不错的疗效并具有较好的前景。

参考文献

1. Cauquil-Michon C，Flamand-Roze C，Denier C. Borderzone strokes and transcortical aphasia. Curr Neurol Neurosci Rep，2011，11（6）：570-577.

2. 杨芹，彭军．失语症解读．中华脑科疾病与康复杂志（电子版），2013，3（4）：262-264.

3. 黄进瑜．脑梗死后失语症类型与病变部位相关性分析．齐齐哈尔医学院学报，2013，34（6）：800-801.

4. Kwon M，Shim WH，Kim SJ，et al. Transcortical sensory aphasia after left frontal lobe infarction：Loss of functional connectivity. Eur Neurol，2017，78（1-2）：15-21.

5. 崔刚．神经语言学．北京：清华大学出版社，2015.

6. Marangolo P.The potential effects of transcranial direct current stimulation（tDCS）on language functioning：Combining neuromodulation and behavioral intervention in aphasia.Neurosci Lett，2017，28：133329.

7. van der Meulen I，van de Sandt-Koenderman WM，Heijenbrok-Kal MH，et al.The efficacy and timing of melodic intonation therapy in subacute aphasia.Neurorehabil Neural Repair，2014，28（6）：536-544.

8. Marangolo P，Caltagirone C. Options to enhance recovery of aphasia by means of noninvasive brain stimulation and action observation therapy. Expert Rev Neurother，2014，14：75-91.

9. Lefaucher JP，André-Obadia N，Antal A，et al. Evidence-based guidelines on the therapeutic use of repetitive transcranial magnetic stimulation（TMS）. Clin Neurophysiol，2014，125：2150-2206.

10. 杨勤.1例经皮质混合性失语患者早期采用实物训练效果.按摩与康复医学，2014，5（10）：112-113.

11. 刘娇.脑卒中后失语症的研究进展.南昌：南昌大学，2017.

12. Lefaucher JP，Antal A，Ayache SS，et al. Evidence-based guidelines on the therapeutic use of transcranial direct curent stimulation（tDCS）. Clin Neurophysiol，2017，128：56-92.

13. Ren CL，Zhang GF，Xia N，et al.Effect of low-frequency rTMS on aphasia in strokepatients：A meta-analysis of randomized controlled trials. PLoS One，2014，9（7）：e102557.

14. Meinzer M. Neuroimaging in aphasia treatment research：Consensus and practical guidelines for data analysis. Neuroimage，2013（73）：215-224.

15. 高汉雄.重复经颅磁刺激治疗在脑卒中后失语症康复中的应用进展.中国物理医学与康复杂志，2018，40（6）：477-480.

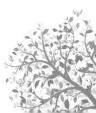

16. 杨芹. 复述机理临床研究. 医药前沿, 2013, (4): 113.

17. Saadatpour L, Tariq U, Parker A, et al. A degenerative form of mixed transcortical aphasia.Cogn Behav Neurol, 2018, 31 (1): 18-22.

18. Kim SH, Jang SH.Prediction of aphasia outcome using diffusion tensor tractography for arcuate fasciculus in stroke.A JNR Am J Neuroradiol, 2013, 34 (4): 785-790.

19. 姚婧璠, 陈红燕, 张玉梅. 弥散张量成像对皮质下失语症发病机制的研究. 中国康复理论与实践, 2018, 24 (8): 869-879.

20. Elkana O, Frost R, Kramer U, et al. Cerebral language reorganization in the chronic stage of recovery: a longitudinal fMRI study. Cortex, 2013, 49 (1): 71-78.

21. Watila MM, Balarabe SA. Factors predicting post-stroke aphasia recovery. J Neurol Sci, 2015, 352 (1-2): 12-18.

22. 马艳玲, 陈红燕, 张玉梅. 失语症患者语言能力的预后判断的影像学评价研究进展. 中国医刊, 2015, 50 (4): 25-29.

（赵依双 王金芳 张玉梅）

第 七 章

皮质下失语症的临床特点及其影像学产生机制

早在 1885 年，Lichtheim 便提出了皮质下结构参与语言加工过程的观点。1906 年，Pierre Marie 提出"语言不能区"，该区包括丘脑及基底节区的一部分，并首次提出了皮质下失语这一概念。近 40 年来，随着影像学检查技术的不断发展，特别是电子计算机 X 射线断层扫描（computed tomography，CT）、单光子发射计算机断层成像（single-photon emission computed tomography，SPECT）、正电子发射计算机断层成像（positron emission tomography，PET）、局部脑血流（regional cerebral blood flow，rCBF）监测、功能磁共振成像（functional magnetic resonance imaging，fMRI）等技术的应用，皮质下结构损害所致的失语症越来越常见。既往传统观念认为失语症的产生系由大脑优势半球皮层经典语言区（如位于额下回后部的 Broca 区、颞上回后部的 Wernicke 区等）病变所致，且不同部位的损害有其相对特异的失语症临床表现。因此，皮质下损害所致失语症的临床特点及发生机制一直是神经心理学及神经康复学研究的热点之一。目前，国内外学者普遍认为，皮质下失语症由各种原因（如出血、梗死、脓肿、变性等）引起纹状体—内囊结构、丘脑和（或）脑室周围白质（不包括紧邻各脑区的皮质下白质）的局限性病变所致。根据病变部位又可分为如下 4 类：内囊纹状体失语（也称基底核性失语）、丘脑性失语、脑室周围白质失语及小脑失语（认为右侧小脑参与非运动性语言过程）。但这些皮质下结构在语言过程中所起的作用尚不十分明确且备受争议。本文将结合国内外相关研究观点及自身研究成果，就皮质下结构的解剖特点，皮质下失语症的临床表现、产生机制及影像学脑网络研究等方面加以阐述。

一、皮质下结构的解剖特点及神经传导通路

如上所述，皮质下结构主要包括纹状体内囊区、丘脑、脑室周围白质及放射冠区等。其中，纹状体主要由尾状核、壳核、苍白球等组成，是锥体外系的重要组成部分，调节人体的随意运动、维持肌张力及姿势反射等。丘脑是间脑中最大的卵圆形灰质核团，是人类最重要的感觉传导中继站，而位于尾状核、背侧丘脑与豆状核之间的内囊，则是由多种传递运动及感觉的上、下行纤维传导束所组成。三者在解剖上紧密相连、关系密切。

临床上，内囊纹状体失语常累及优势半球尾状核头、壳核前上区、内囊前肢、苍白球，亦可由非优势侧基底核病变所致；丘脑性失语常与优势半球丘脑腹外侧核有关，也可能与丘脑腹前核、丘脑枕、丘脑后核有关；而脑室周围白质失语主要累及的是

侧脑室旁前外侧、上部、前上部、极前部、后部等；此外脑岛及颞峡也参与了皮质下失语。随着神经科学的发展，目前普遍认为，除参与运动功能的调节外，基底神经节还接受感觉纤维及边缘区纤维等的传入，是一个高级整合机构，在语言功能的执行过程中起重要作用。有研究发现，基底神经节与额叶保持着密切的联系，主要通过以下 5 种皮层—皮质下环路参与高级认知功能活动：躯体运动、眼球运动、前额叶背外侧、前额叶眶面及扣带回前部。而对灵长类动物的研究发现约 1/3 的基底节传出纤维直接到达额前区（包括 9 区、46 区及 12 区侧面），而这些区域在语言产生过程中起重要作用。进一步研究发现，在基底节—丘脑—皮质环路中，尾状核及壳核是整合广泛大脑皮层信息的主要结构。两者分别接受来自前额及运动前区的传入纤维，发出纤维到苍白球，后者又发出纤维至背侧丘脑的腹前核及腹外侧核，然后经内囊到达大脑皮质运动区，对言语流畅性产生不同的作用。Thames 等对 20 例 HIV 感染者进行语音及语义流畅度测试，同时行 fMRI 观察尾状核及壳核的变化情况，发现基底节在言语流畅性中起"双重分离"作用，即尾状核在词汇的产生中起重要作用，而壳核主要与词汇转换有关。

近年来，多项研究发现丘脑在语言加工过程中起到重要作用。丘脑由 30 余个核团构成，丘脑除发出纤维投射到运动区和辅助运动区外，还同顶叶、颞叶和枕叶之间存在往返纤维联系。临床上，丘脑腹侧核群（尤其是腹前核及腹外侧核）、丘脑枕及非特异性核团损害常与语言障碍相关。1997 年，Nadeau 及 Crosson 提出了"选择性接触模式"（selective engagement model）

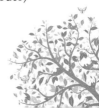

这一概念，指语言信息经大脑皮层、丘脑下脚至丘脑网状核，后者对丘脑其他结构产生影响，特别是丘脑正中核，此后再反馈至大脑皮层。Ullman 等认为皮质—纹状体—苍白球—丘脑—皮质环路参与语言加工过程，即丘脑腹外侧核、腹前核发出纤维弥散分布到大脑皮质运动区，腹外侧核还发出纤维到中央前回下1/3 处，相当于口颊发音器官代表区，同时也接受额叶前部包括Broca 区来的纤维；丘脑枕和颞叶及颞—顶—枕联合区有输入、输出的纤维联系；纹状体区的纤维投射到苍白球，后者发出纤维到背侧丘脑，再依次投射到运动前区、中央沟区及躯体感觉区皮质。Wahl 及 Marzinzik 等应用侵入性神经电生理方法对丘脑进行深部电刺激，发现其在语义及语法加工过程中起重要作用，而基底节所起的作用不大。Ketteler 等以正常人为研究对象，亦发现在高级语言活动中，除顶下小叶、前额叶、扣带回、运动区及运动前区广泛激活外，丘脑及部分基底节（尾状核、壳核）亦有明显激活。而基于 Wahl 等的研究，Munte 认为丘脑是"语言监测器"。

二、皮质下失语症的临床表现

皮质下失语可表现为多种失语症类型，其语言障碍的程度常较皮质性失语症轻，但词汇记忆障碍往往较突出。根据皮质下病变部位及功能解剖的不同，主要分为丘脑性失语、纹状体内囊性失语，复述能力相对保留是其共同特征（与经皮质失语症相似），但不同类型常有其较为特征性的语言障碍特点。

丘脑性失语的表现多种多样，优势侧丘脑腹前核及腹外侧核病变常可导致短暂失语综合征，常影响词汇语义加工过程，以错语、持续言语及命名障碍为主，语法错误并不常见。概括起来常有如下特点：急性期多缄默、音量小、声调低、发音尚清晰，言语尚流畅，自发性语言输出减少；错语较多见，尤其是动词性错语，命名时突出，也可见新语、杂乱语、间断性应用术语，有模仿言语、言语持续现象等；常伴较严重的命名障碍；听理解能力受损，能理解单词及简单句，但对文字理解差，书面文字的理解较口语理解好，有不同程度的书写障碍；复述相对保留，但句子越长复述能力越差。严重者语言障碍程度有自发性波动。此外，丘脑损伤可产生语言前水平即语言感知水平的功能障碍。

纹状体内囊性失语多由尾状核头、壳核、内囊前肢病变所致，与丘脑性失语不同，主要引起语音障碍。其主要特点为：自发性言语欠流利，且病变靠前倾向非流利，靠后倾向流利；发音欠清晰，发音过弱，音韵、音律障碍，字音或语调发得不准，但不偏离原来的音位；错语相对少见，常为语义性错语，受其影响常有命名障碍；复述相对保留，但对长句复述差，对较复杂的口令指令执行明显障碍；文字理解差，书写特别是自主书写障碍突出。

目前国内外对脑室周围白质所导致的失语症的研究相对较少，有研究发现其临床表现与纹状体内囊性梗死相似，但对长句的理解较好，主要为语言的产生受到影响。

三、皮质下失语症的产生机制

目前，有关皮质下失语症的发病机制尚无明确定论，但有如下几种假说：①神经机能联系失能（diaschisis），也称受损伤远隔部位的生理功能障碍，指的是皮质下病变切断了皮质与皮质下间的功能联系，使皮质去传入而导致失语的发生；②皮质下结构直接参与语言加工过程，皮质下结构损害可直接导致失语症；③皮

083

质下病变导致皮层语言区的低代谢及低灌注，如血肿压迫、缺血半暗带等的影响；④皮层语言区断离（disconnection）；⑤皮质下病变所致皮层调节语言功能的释放。皮质下失语是以上一种或多种机制综合作用的结果。

1. 皮质下失语与神经机能联系失能、皮层语言区低代谢及低灌注

近年来，已有许多研究表明皮质下失语症是由皮质低代谢、低灌注造成的，而后者又与神经机能联系失能有关，低灌注是低代谢的结果，而非其原因。皮质下失语的严重程度与皮质低灌注的程度成正相关，且失语症状随着皮质低灌注的改善而改善。皮质下失语的临床表现与皮质低灌注的范围有关，有些学者认为，表现为运动性失语的患者其额叶及 Broca 区缺血较重，而感觉性失语患者颞叶及 Wernicke 区缺血较重，表现为混合性失语的患者其颞顶叶、Broca 区及 Wernicke 区缺血均较重。

关于皮质下损害所致的皮质区低灌注，Takahashi 应用 SPECT 技术对皮质下梗死患者皮质脑血流成像与受体成像的差异进行分析，并猜测由于皮层及皮层下的神经功能联系中断，使得脑皮质失传入而发生代谢降低及功能下降，进而才产生皮质低灌注。此外，其发生机制还可能为：①占位效应：即脑内血肿及周围水肿压迫颅内血管，造成脑血流量自动调节障碍，使得脑皮质血流量减少，但国内郭富强等人认为这并不能解释皮质下深部小梗死所伴随的皮质血流量下降；②缺血半暗带：即梗死灶周围低灌注血流；③血管活性物质效应：即脑出血后出血部位存在血管活性物质的释放和吸收，使周边血管收缩痉挛而导致皮质区血流减少。

2. 皮质下失语与皮质下结构的直接损害

我们前面已经提到基底神经节（特别是尾状核、壳核）及丘脑等在语言的加工、整理及协调过程中起重要作用。有研究表明，这些结构可能参与与语言有关的启动效应、逻辑推理、语义处理、言语记忆、语法记忆等高级认知功能，故皮质下失语的产生与皮质下结构的直接损害有一定关系。

总而言之，由于语言网络的复杂性，目前有关皮质下失语的临床特点及相关机制尚未十分明确，许多问题有待进一步解决。随着现代科技的不断发展，我们应当充分利用影像学技术，特别是功能影像学手段对其进行更深入的探讨，进而为皮质下失语症患者的康复治疗提供理论指导。

参考文献

1. Thames AD, Foley JM, Wright MJ, et al. Basal ganglia structures differentially contribute to verbal fluency evidence from human immunodeficiency virus（HIV）- infected adults.Neuropsychologia, 2012, 50（3）：390-395.

2. Thakkar KN, van den Heiligenberg FM, Kahn RS, et al.Frontal-subcortical circuits involved in reactive control and monitoring of gaze.J Neuroscience, 2014, 34（26）：8918-8929.

3. Kim YW, Kim HS, An YS. Statistical mapping analysis of brain metabolism in patients with subcortical aphasia after intracerebral hemorrhage：a pilot study of F-18 FDG PET images. Yonsei Med J, 2012, 53（1）：43-52.

4. Moretti R，Caruso P，Crisman E，et al. Thalamus and language：What do we know from vascular and degenerative pathologies.Neurol India，2018，66（3）：772-778.

5. Klostermann F，Krugel LK，EhlenF.Functional roles of the thalamus for language capacities. Front Syst Neurosci，2013，7：32.

6. Lemaire JJ，Golby A，Wells WM 3rd，et al. ExtendedBroca's area in the functional connectome of language in adults：combined cortical and subcortical single-subject analysis using fMRI and DTI tractography.Brain Topogr，2013，26（3）：428-441.

7. Radanovic M，Mansur LL. Aphasia in vascular lesions of the basal ganglia：A comprehensive review. Brain Lang，2017，173：20-32.

8. Griffis JC，Nenert R，Allendorfer JB，et al. Damage to white matter bottlenecks contributes to language impairments after left hemispheric stroke. Neuroimage Clin，2017，14：552-565.

9. Fridriksson J，den Ouden DB，Hillis AE，et al.Anatomy of aphasia revisited.Brain，2018，141（3）：848-862.

10. Han JH，Jeon JP，Choi HJ，et al. Delayedconsecutive contralateral thalamic hemorrhage after spontaneous thalamichemorrhage.J Cerebrovasc Endovasc Neurosurg，2016，18（2）：106-109.

11. Kang EK，Sohn HM，Han MK，et al. Subcortical Aphasia After Stroke.Ann Rehabil Med，2017，41（5）：725-733.

（姚婧璠　石庆丽　张玉梅）

第八章

交叉性失语研究进展

失语症是脑血管疾病常见的后遗症，其中交叉性失语是一种临床少见的失语症，主要指右利手者右侧大脑半球损伤导致的失语表现。交叉性失语在失语症的患者中发生率为 0.38% ～ 3%，男性的发病率高于女性。自 1889 年 Brammel 首次提出交叉性失语的概念后，右侧大脑半球的语言功能逐渐被重视。目前对于交叉性失语的研究主要集中在功能性神经认知侧脑化和脑组织的神经生物学机制方面，为交叉性失语的临床诊治及预后康复提供了理论依据。

一、交叉性失语的临床特点

交叉性失语大部分是由脑血管疾病引起的，但是中枢神经系统肿瘤、癫痫发作、中枢神经系统变性疾病也可使右侧大脑半球损伤导致交叉性失语症。例如，Zammar 等报道了 1 例由右侧大脑半球胶质瘤导致的交叉性失语患者。Múnera 等报道了 1 例由于右侧颞叶癫痫发作导致的交叉性失语患者。Uysal 等对 1 例癫痫持续状态的患者进行了右侧颞叶及海马结构切除术，术后患者出现了交叉性感觉性失语的临床表现。Jang 等报道了 1 例由于右侧额叶进行性萎缩导致的交叉性进行性失语患者。

交叉性失语主要分为两类：典型性失语和非典型性失语。典型性失语是指右侧大脑半球病灶导致的失语症类型和左侧大脑半球同一部位病变引起的失语症类型相同。非典型性失语是指右侧大脑半球病变发生失语症的类型与左侧大脑半球同一部位病变引起的失语类型不同。通过对比左侧大脑卒中后引起失语症（LHSA）患者和右侧大脑卒中后引起失语症（RHSA）患者的影像学特点，发现在 LHSA 和 RHSA 患者的失语症类型相同的情况下两者大脑损伤部位是对称的。右利手患者在清醒状态下通过刺激离散的皮质区域（额下回和颞上回后部）和白质通路（下枕叶和弓状束）出现短暂性的交叉性失语的表现，提出右侧大脑半球存在皮质—皮质下语言网络的可能性，验证了右半球和左半球之间镜像组织的假设。

多数交叉性失语患者的失语症类型为运动性失语，少数为感觉性失语。右侧半球所负责的最重要的语言功能是参与高频和短语词汇语义的加工、语句及篇章水平的加工、语言韵律的加工、汉语语法加工、书写功能、姿势语言的表达、情感韵律的识别和表达，右侧大脑损伤可导致字词表达及感受障碍、语句表达不连贯、语调表达和传递障碍、句法理解障碍、姿势语言表达障碍。Patidar 等介绍了 1 例右侧额叶损伤导致的交叉性失语患者，其临床表现为运动性失语症，即患者的理解正常，但是语言表达障碍。

口语表达障碍大部分为非流利性失语，少数为流利性失语。孟红对 30 例交叉性失语的患者进行研究，发现非流利性失语患者的比例为 63.33%，流利性失语的比例为 36.67%。周延华等对 30 例右侧基底节损伤的患者进行汉语失语症成套测验，发现失语患者以非流利性失语为主，约为 75%。非流利性失语一般表现为口语表达中语法错误较多、语法缺失，语言缺乏逻辑性及呈现"电报式言语"。

右侧大脑损伤会导致认知功能障碍。有研究指出右侧大脑半球损伤会引起左侧忽略、空间分析、视知觉障碍及记忆障碍。失语症通常伴有非言语症状，2002 年 Maeshima 等通过立方体复制测验发现 91.3% 的失语患者存在结构性失用。Marchetti 等提出在交叉性失语患者中左侧视觉空间忽略和视觉—结构性失用等认知障碍症状较为常见。与左侧大脑损伤引起的失语相比，交叉性失语的语言功能在语言重复和命名能力方面损伤程度较小，但空间忽略方面损伤程度较重，两者在运动忽略、感觉忽略程度方面没有差异。Castro-Caldas 等报道交叉性失语患者 17% 存在肢体失用症，52% 存在口语失用，44% 存在结构性失用症。1996 年，Nedelec-Ciceri 等发现交叉性失语患者伴随结构性失用症的发生率明显高于非交叉性失语患者。2002 年，Coppens 等研究发现在 167 例交叉性失语患者中 32.9% 有结构性失用症，40.7% 有左侧忽视。2007 年，Repetto 等报道了 1 例伴随左侧结构性失用症、视空间及记忆障碍的交叉性失语患者。

二、交叉性失语的发病机制

除了左侧大脑半球的额叶、颞叶等脑区参与语言的形成外，

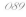

089

右侧大脑半球的脑室旁、额、顶、颞、枕及基底节等脑区也会参与语言的加工，其中豆状核是最常被累及的部位。对于交叉性失语的发病机制，近几年的文献中提出了不同的假说，如大脑解剖结构的畸变、遗传因素、偏侧化不完全、早期功能改变、基本功能畸变及偏侧化程度的皮质—皮质下分离等。1889 年，有研究证实了 BrammeI 提出的交叉性失语与遗传因素有关这一假设。Annett 等提出的基因右移理论认为，单个右移基因会损害右半球的语言相关皮层。目前比较认同的机制为：①左半球存在静止或未被发现的病灶，它通过右半球的病灶表现出症状；②利手由同侧半球控制；③语言功能在双侧大脑半球中均表达；④语言功能侧化停止在了某一发展阶段。目前许多研究报道远隔效应可能为交叉性失语的发病机制之一。远隔效应是指与局部脑损伤部位相隔较远但存在神经联系的区域，发生了功能缺失与神经元活动降低，又称为神经机能联系不能（diaschisis），影像学上表现为远隔部位局部组织的血流量降低或呈低代谢。IshizakI 等报道了 1 例由右侧胼胝体急性梗死导致的交叉性失语患者，他们在急性期利用 SPECT 技术对患者进行研究，结果显示右侧胼胝体区低灌注，而左额颞叶相应的语言皮质层也是低灌注。除了大脑皮层的语言功能区受损时会导致失语症的发生，白质纤维束的损伤也会影响语言功能。有研究发现交叉性失语患者的右弓上束（AF）、右枕前束（IFOF）、颞缘和颞上回下存在白质损伤，患者复述能力的下降可能是右半球外侧裂区域损伤和联合通路的皮层损伤使右侧和左侧半球之间的相互作用发生改变引起的。

三、交叉性失语影像学进展

临床上对于交叉性失语的诊断，目前比较统一的标准是：

①有失语症的表现；②明确的右侧大脑半球病灶；③左侧大脑半球结构完整；④右利手，且无家庭成员为左利手；⑤童年期无脑损伤病史。有研究指出在大脑发育期间，左侧大脑半球损伤可能会导致右侧大脑半球成为优势半球，儿童期（6岁以前）显著左侧大脑半球损伤很可能导致一些语言功能转移到右侧大脑半球。随着医疗技术水平的进步，正电子发射计算机断层成像（PET）、正电子发射计算机断层显像（PET/CT）、单光子发射计算机断层成像（SPECT）、功能磁共振成像（fMRI）、弥散张量成像（DTI）、动脉自旋标记（ASL）等技术越来越多地应用于交叉性失语的研究中。

1. 正电子发射计算机断层成像（PET）

Jang 等对 1 例原发性进行性交叉性失语的患者进行 18F-T807-PET 检查，发现右侧大脑颞叶的皮质葡萄糖代谢低于左侧大脑半球颞叶的皮质，同时 fMRI 上表现为右侧颞区的萎缩程度高于左侧颞区。Kim 等利用 SPECT 标记一位交叉性失语患者的脑部损伤部位，观察到右侧大脑半球的局部血流量和葡萄糖代谢降低，从而其病变部位在右侧。Jeong 等报道了两例临床表现为交叉性失语的非流畅性失语症患者，通过 18F-FDG PET 技术发现两例患者右侧大脑半球的代谢降低，证实右侧大脑半球具有语言功能。

2. 功能磁共振成像（fMRI）

王伶杰等对交叉性失语患者在急性期（T1）、亚急性期（T2）、慢性期（T3）进行了 3 次语言功能测试和功能磁共振（fMRI）检查，并通过软件分析脑区的激活状态，结果显示 T1 期至 T2

期左侧 Broca 区的激活增加与失语指数的改善呈正相关，而 T2 期至 T3 期左侧颞叶上中回的激活增加与失语指数的改善呈正相关，因此他们认为交叉性失语患者的语言区重组主要通过左侧大脑半球语言区的功能上调来实现，上调程度与语言能力改善呈正相关。这表明在交叉性失语患者的语言恢复过程中左侧大脑半球发挥了重要作用。Prater 等报道 1 例右利手患者因右侧大脑半球脑肿瘤产生运动性失语的临床表现，而通过 fMRI 等技术发现患者右侧大脑半球的血流量及代谢率降低，证明了右侧大脑半球具有语言优势，语言优势与优势手之间存在分离。脑网络系统与语言功能密切相关。Spinelli 等利用弥散张量成像（DTI）纤维束成像技术对两名原发性进行性交叉性失语患者追踪纤维束成像，发现白质纤维束的损伤与语言功能受损有着密切的联系。

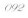

3. 动脉自旋标记（ASL）

Tan 等通过 ASL 成像标记 1 例右利手交叉性失语患者的病灶，结果显示右侧梗死核心区灌注高，左小脑半球灌注低，故并非所有患者的语言优势半球都与利手相关。语言优势应该通过临床表现和功能成像技术的组合来预测。

四、交叉性失语的康复

交叉性失语症的治疗可分为语言康复治疗、认知康复治疗、药物治疗，中医治疗等。但目前尚无交叉性失语的标准化治疗，语言康复治疗仍是交叉性失语症的主要治疗手段，并且对交叉性失语患者早期进行个性化的康复训练，可以提高患者的预后效果，多种治疗方案综合使用的效果要优于单一方案。王伶杰等的研究表明交叉性失语患者语言功能的改善和大脑功能的恢复同时进行，并且患者早期的语言表现越好，语言功能区激活越活跃，语言恢复的进程也更快，所以越早进行康复，交叉性失语患者语言康复的预后越好，并且结合交叉性失语症患者的行为和事件相关潜在研究（ERPs）可客观评估交叉性失语患者的语言功能恢复情况，从而预测患者的预后并及时调整治疗方案。

1. 语言康复训练

交叉性失语口语表达障碍主要为非流利性失语，所以语言训练要注重口语表达和文字阅读。齐晶对符合交叉性失语诊断标准的 26 例患者进行语言康复训练，结果显示进行语言康复训练患者的言语恢复效果较好。张庆苏等对 4 例交叉性失语患者进行语言康复训练，通过观察患者的治疗效果总结出越早对交叉性失语患者进行语言康复训练，患者的语言功能恢复越好，且训练显效时间为 3 周左右，康复训练效果与交叉性失语患者的病程相关，病程较长的患者康复训练的效果较差。2018 年，Haro-Martínez 等研究发现旋律语调治疗对于卒中后非流利性失语的语言恢复有益。

2. 药物治疗

Berthier 等利用多奈哌齐和重复视听模仿对一例交叉性失语的患者进行治疗，结果显示该疗法可以改善患者失语的严重程度、语言表达、言语流畅度及语句重复能力。Raymer 等通过研究发现溴隐亭能够改善交叉性失语患者的言语流畅性。

3. 重复经颅磁刺激治疗（rTMS）

许多学者的研究得出 rTMS 可改善交叉性失语患者的预后。LU 等在一段时间内对交叉性失语患者的左侧 Wernicke 区及左

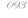

侧 Broca 区进行 rTMS，并观察患者的语言功能改变，发现 rTMS 刺激左侧 Wernicke 区可以提高患者的听觉理解能力，刺激左侧 Broca 区可以增强患者的语言表达能力。Jung 等报道了 1 例符合交叉性失语诊断标准的右侧基底节出血导致交叉性失语患者，经过 1HzrTMS 每天 20min 为期 10 天的治疗后，患者命名和句子完成的能力明显提高，证实了 rTMS 治疗可以促进交叉性失语患者语言功能的恢复。

五、交叉性失语的预后

交叉性失语症的失语程度较轻，且语言功能恢复较快，自然恢复的时间一般不超过 6 个月。Múnera 等报道了 1 例右侧颞叶癫痫手术后发生交叉性失语的患者，表现为语言流畅性差、持续性言语和言语理解困难、写作困难、阅读替换和计算任务错误，未给予相应的治疗。之后追踪随访患者的康复过程，发现在手术后 6 个月内患者定期接受语言任务评估，患者失语症状呈自发和渐进性恢复。交叉性失语的恢复机制可能为：①受损组织的恢复；②言语功能转移到左半球；③功能重组。有研究指出交叉性失语的语言功能恢复可能是通过左右大脑半球语言形成过程的相互作用、语言功能的代偿作用、大脑半球结构的重塑来实现的，所以交叉性失语的患者越早进行康复治疗，其预后越好。

综上所述，交叉性失语症研究的不断深入为患者的诊治及语言功能的恢复提供了新思路。

参考文献

1. Kim WJ，Yang EJ，Paik NJ. Neural substrate responsible for crossed

aphasia. J Korean Med Sci，2013，28（10）：1529-1533.

2. Zammar SG，Specht CS，Zacharia BE. Crossedaphasia as a manifestation of glioblastoma.Cureus，2018，10（2）：e2239.

3. Uysal U，Landazuri P，Pearson C，et al. Unexpectedaphasia following right temporal lobectomy as treatment of recurrent super-refractory status epilepticus. Case Rep Neurol，2017，9（2）：195-203.

4. Jang YK，Park S，Kim HJ，et al. Adextral primary progressive aphasia patient with right dominant hypometabolism and tau accumulation and left dominant amyloid accumulation. Case Rep Neurol，2016，8（1）：78-86.

5. Patidar Y，Gupta M，Khwaja GA，et al. A case of crossed aphasia with apraxia of speech.Ann Indian Acad Neurol，2013，16（3）：428-431.

6. 周延华，张冲，王东，等 . 左、右两侧基底神经节损害致失语症的对比研究 . 疾病监测与控制，2015，9（6）：425-427.

7. Ishizaki M，Ueyama H，Nishida Y，et al.Crossed aphasia following an infarction in the right corpus callosum.Clin Neurol Neurosurg，2012，114（2）：161-165.

8. De-Torres I，Davila G，Berthier ML，et al.Repeating with the right hemisphere：reduced interactions between phonological and lexical-semantic systems in crossed aphasia? Front Hum Neurosci，2013，7：675.

9. Jeong EH，Lee YJ，Kwon M，et al.Agrammatic primary progressive aphasia in two dextral patients with right hemispheric involvement. Neurocase，2014，20（1）：46-52.

10. 王伶杰，张洧，李映凯，等 . 交叉性失语语言功能重组的功能磁共振研究 . 中国老年学杂志，2017（20）：5007-5010.

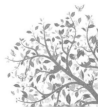

11. Prater S, Anand N, Wei L, et al. Crossedaphasia in a patient with anaplastic astrocytoma of the non-dominant hemisphere. J Radiol Case Rep, 2017, 11 (9) : 1-9.

12. Spinelli EG, Caso F, Agosta F, et al. A multimodal neuroimaging study of a case of crossed nonfluent/agrammatic primary progressive aphasia. J Neurol, 2015, 262 (10) : 2336-2345.

13. Tan X, Guo Y, Dun S, et al. Crossed aphasia following cerebral infarction in a right-handed patient with atypical cerebral language dominance. J Neurol, 2018, 265 (7) : 1671-1675.

14. Chantsoulis M, Polrola P, Goral-Polrola J, et al. Application of ERPs neuromarkers for assessment and treatment of a patient with chronic crossed aphasia after severe TBI and long-term coma -case report. Ann Agric Environ Med, 2017, 24 (1) : 141-147.

15. Haro-Martinez AM, Lubrini G, Madero-Jarabo R, et al. Melodic intonation therapy in post-stroke nonfluent aphasia: a randomized pilot trial. Clin Rehabil, 2018: 1621256868.

16. Berthier ML, De-Torres I, Paredes-Pacheco J, et al. Cholinerg icpotentiationandaudiovisual repetition-imitation therapy improve speech production and communication deficits in a person with crossed aphasia by inducing structural plasticity in white matter tracts.Front Hum Neurosci, 2017, 11: 304.

17. Lu H, Wu H, Cheng H, et al. Improvement of white matter and functional connectivity abnormalities by repetitive transcranial magnetic stimulation in crossed aphasia in dextral. Int J Clin Exp Med, 2014, 7 (10) : 3659-3668.

（贾伟丽 刘 畅 张玉梅）

第九章

卒中后失语患者抑郁量表评定简介

卒中是世界范围内致残和致死的主要原因，抑郁症是世界上第二大致残原因，卒中合并抑郁使致残风险加倍。卒中后抑郁是脑卒中后常见并发症之一，表现为卒中后出现以兴趣减退及情绪低落为主的心境或情感障碍，属于继发性抑郁，据国外报道，其发生率为20%～65%，由于所研究的人群不同，评估措施不同，且卒中后抑郁的定义存在差异，故评定结果存在较大差异。卒中后抑郁严重影响了卒中患者神经功能的恢复，大大降低其生活质量，甚至可能导致患者自残，给家庭乃至社会带来严重的负担。卒中患者失语的发生率为21%～38%，主要以语言理解、表达、书写及计算障碍为主，而伴有失语症、失用症、认知功能障碍的患者更容易发生焦虑、抑郁。据报道，失语患者抑郁发生率为62%～70%。目前卒中后抑郁的诊断大部分需要患者言语上的配合，但由于卒中后失语患者的言语功能受损，故临床上对于这类患者的漏诊、误诊率较高。据报道，在国外，71%的研究中未入组失语症患者，而Tharwani等报道其误诊率为20%～70%，国内报道的误诊率也有75%。因此，寻找简单、实用、适用于失语性脑卒中患者焦虑、抑郁的测评工具，以准确识别这一类特殊人群的焦虑、抑郁情绪，对诊断和治疗有重要意义。

国内外各种抑郁量表很多，主要可分为他评量表与自评量表。他评量表主要依赖护理人员或护士观察患者的行为和情绪状态来进行评估。由于失语患者语言功能受损，而临床上大多数抑郁量表评定需要患者语言上的配合，故失语患者无法完成。针对失语患者语言受损的特点，临床上专门开发了适用于失语患者的抑郁评定量表。目前主要用于脑卒中后失语患者的评定方法包括脑卒中失语抑郁量表（stroke aphasic depression questionnaire，SADQ）、视觉模拟抑郁量表（visual analogue mood scale，VAMS）、视觉模拟自评量表（the visual analog self-esteem scales，VASES）、失语患者抑郁量表（aphasic depression rating scale，ADRS）、脑损伤患者抑郁评估量表（structured assessment of depression in brain-damaged individuals，SADBD）、卒中后抑郁评定量表（post stroke depression rating scale，PSDRS）、多模式方法诊断（multimodelapproach to diagnosis of PSD，MMADD）、迹象抑郁量表（signs of depression scale，SODS）、抑郁的护理等级量表（nurses rating scale for depression，NRSD）、抑郁程度圆形量表（the depression intensity scale circles，DISCs）、临床综合印象等级量表（clinical global impressions rating scale，CGI）。现就卒中后失语患者抑郁的主要测评工具研究现状综述如下。

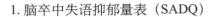

1. 脑卒中失语抑郁量表（SADQ）

针对失语的患者，Sutcliffe 和 Lincoln 开发了卒中失语抑郁量表社区版（SADQ-C），后形成 SADQ 10-C 版本。然而 Leeds 等研究后发现，SADQ 目前还不适合作为独立测评工具来评估卒中后失语患者的抑郁情绪，最好结合其他临床方法来进行全方位的评估。为了使 SADQ 适用于卒中住院患者失语后抑郁的评定，Lincoln 等对 SADQ-C 进行了修订，形成了 SADQ-H（21 版）及 SADQ-H10。一方面，对部分条目的词句进行了修改，以便其更适用于卒中后失语患者；另一方面，每一条目的回答选项也做了相应修改。同时，评定者改为了由护士评定。SADQ-H 量表一共有 21 个条目，总分 63 分，分数越高，则表明患者抑郁程度越重。检验结果表明，修改后的 SADQ-H 量表具有较高的信度和较高的效度。有研究显示，在众多的卒中后抑郁评定量表中，只有 SADQ-H 符合所有的临床和心理学标准。Bennett 等对 SADQ-H（21 版）、SODS、VAMS、VASES 进行比较后发现，SADQ-H 的敏感性、特异性、内部一致性均较好，适用于失语症患者的抑郁评估。常翼等将其翻译成中文版本并对其进行了相应修订，以无明显的语言障碍者为研究对象，由陪护人员实施测评并在临床中应用。测评结果比较满意，各检验结果均与原作者开发 SADQ-H 时得到的结果基本符合。然而，目前并没有研究证据表明失语患者的抑郁相关性外显行为与非失语患者的抑郁相关性外显行为一致。王维清将 SADQ-H 版本修订成中文版后，首次纳入了存在严重语言障碍的患者作为研究对象，通过医护人员进行 SADQ-H 评定，并行信度及效度检验，并初步探讨 SADQ-H 量表诊断卒中后抑郁的截断值，结果显示 SADQ-H 中文修订版具有良好的信度和效度，可以作为中国卒中后失语患者的抑郁情绪评定有效工具。当 SADQ-H 截断值为 19 分时，对评价抑郁具有较高的特异性、敏感性、阳性预测值及阴性预测值。19 分、22 分、26 分可作为中文版 SADQ-H 量表评价卒中后失语患者抑郁情绪的分级诊断标准。贺军将 SADQ-H 量表与失语患者抑郁量表（ADRS）进行了比较，认为两个量表的信度、效度均较高，但 ADRS 量表在信度上优于 SADQ-H 量表，在敏感度上，尤其是早期抑郁评定敏感度，SADQ-H 量表优于 ADRS 量表。Burton LJ 和 Tyson S 对 AMED、EMBASE、CINAHL、Medline 和 PsycINFO 5 个数据库进行检索，评估了 27 个情绪筛查量表的心理学特性及实用性标准，最终结果显示，只有 SADQ-H 符合所有心理学标准及实用性标准。SADQ-H10 包括失语患者行为相关的 10 项内容，如"他 /她只是坐着却什么也不做吗 ?"每一项得分为 0 ～ 3（0：没有这样，1：1 ～ 3 天是这样，2：4 ～ 6 天是这样，3：每天都是这样），分数越高，表明抑郁情绪越严重。该量表不仅适合医院的失语患者，同时也适合社区的失语患者。Cobley 等在 2011 年对从医院和社区筛选的 165 名志愿者（参与者年龄在 29 ～ 94 岁，65% 为男性）进行心理计量性质评估，并研究 SADQ-H10 的收敛效度及发散效度，结果表明，SADQ-H10 是一种有效可靠评测卒中失语症患者抑郁症状的工具，具有良好的内部一致性，且不受身体残疾及语言水平的影响。本研究的因子分析揭示了 SADQ-H10 主要包括三个方面：社会接触和躯体疼痛、哭泣、失去兴趣和动机，同时也发现 SADQ-H10 和 VAMS 中"悲伤"条目有显著相关性。Bennett 等的研究表明，尽管 SADQ-H（21 版）

量表适合在科研研究中应用，但为了给失语患者做更深入的临床
评估，SADQ-H10 更值得推荐。Laures-Gore J 在 2016 年发表的
一项研究显示，SADQ-H10 和 ADRS 是被认可的评测失语患者
抑郁情绪的工具，而最近一项研究中提到，基于目前研究证据，
SADQ-H10 值得推荐应用于临床。

　　总体来说，SADQ 系列量表为失语患者临床上最常用的他
评量表，量表评定由护理人员、家属或护士完成，SADQ-H、
SADQ-H10 具有良好的信度和效度，基本符合心理测量学标准，
且操作比较简单，容易被人理解，不受文化程度的限制，通过简
单的信息来衡量相关躯体化症状，通过非语言的形式评估患者
的抑郁情绪，是卒中后失语患者抑郁评估较好的测量工具。相比
SADQ-H，SADQ-H10 不仅有更好的内部一致性、很高的敏感性
和特异性，比 SADQ-H 评测时间短，且它与 VAMS 量表有明显
相关性，因此 SADQ-H10 建议作为筛选失语患者抑郁情绪的最合
适量表。目前国内尚无人将 SADQ-H10 汉化并应用于临床，故本
量表在国内的研究有待进一步进展。

　　2. 视觉模拟抑郁量表（VAMS）

　　该量表为自评量表，由视觉模拟评分（visual analog dysphoria
scale，VADS）发展而来，是用来测量 PSD 患者抑郁情绪的一种
图形形式量表。该量表由 8 个条目构成，主要评估以下 8 种当前
的情绪状态：悲伤、高兴、紧张、害怕、烦恼、疲倦、积极、生
气。香港中文大学的 Tang 等学者使用抑郁自评量表、视觉模拟
抑郁量表及医院焦虑抑郁量表，对中国首次发生脑血管病患者的
抑郁情绪进行评估，结果发现视觉模拟抑郁量表的特异性及敏感

性均较差，评价效果不如脑损伤患者抑郁评估量表及失语患者抑郁量表，且大多数人因为年龄大、文化水平低而不能完全理解该量表，导致完成率低。视觉模拟抑郁量表（VAMS）对于卒中后失语患者来说，并不比用语言进行交流简单多少。Gainotti 等认为，虽然参与者仅需对问题做出非语言式反应，但是对如何做出反应的相关解释必须通过语言对患者说明。他们尝试用非语言的方式进行说明，但是仍然有很多患者无法理解。因此 VAMS 对严重失语的患者并不适用。Townend 等认为，VAMS 及 VASES 不但存在失语患者对量表的理解问题，并且也不是评估失语患者抑郁情绪的适用工具。此外，VAMS 量表通常使用水平线回答问题，而非垂线，因此对视野偏盲的患者不太适用。Price 等也质疑 VAMS 量表的适用性，他认为该量表多采用水平线回答问题，复视的患者难以完成，但可将其作为卒中后失语患者的自评工具，使用一些现实图片，可能更容易评估失语患者的情绪状态。Bennett 和 Lincoln 等在 2006 年的研究中检验了 VAMS 的内部一致性，结果发现 VAMS 的内部一致性不佳，从而建立了 VAMS 修订版 VAMS-R，并对两个量表进行研究分析，发现 VAMS-R 比 VAMS 有更多优点，它简单便于操作，容易被测试者理解，并且更适用于不能讲话或理解英语有问题的患者。但是，目前 VAMS-R 的相关临床研究资料较少，应用也较少。

3. 视觉模拟自评量表（VASES）

VASES 由 10 项条目构成，每项包括 2 张图片，呈水平排列，并存在一些标示（如"高兴的"或"不高兴的"，"乐观的"或"不乐观的"，"自信的"或"不自信的"，"有困境的"或"无困境的"，

"沮丧的"或"不沮丧的","明白的"或"困惑的","理解的"或"不理解的","外向的"或"内向的","聪明的"或"愚笨的""开心的"或"生气的"），每题有5个不同的等级。每项分数1～5分，总分为11～55分，分数越高表明程度越轻。Brumfitt研究表明，此量表具有良好信度和效度，且以图片的形式展现，完成测评所需要的时间短，内容简单、易理解，适用于存在沟通困难的患者当前状态下焦虑、抑郁状态的评估，不受视力、图形觉、认知功能障碍的影响。但由于卒中后失语患者完成量表测评时需要一定的理解能力，故有严重失语的患者较难完成此量表评估。也有研究认为，由于患者完成此评估需要一定的理解能力，故不推荐VASES作为失语患者抑郁评估的适用量表。更有研究指出，由于VAMS及VASES的评估分数缺乏截断值，更适用于评估严重情绪低落的患者，而不适用于失语患者抑郁状态的筛选及评估。

103

4. 失语患者抑郁量表（ADRS）

ADRS是Benaim等在2004年开发的一种用于亚急性卒中后失语患者的抑郁评估量表，该量表是唯一由专业康复人员进行评估的适用于失语患者的量表。该量表包括9项内容（失眠、精神性焦虑、躯体性焦虑、躯体症状、疑病、体重减轻、情绪低落、面部表情及疲劳感），共32题，涉及内容全面。量表效度的评估是对住在神经康复病房的亚急性卒中患者进行研究得出的，除了具有良好的信度、效度之外，还具有良好的诊断效能。以精神病学家抑郁诊断为参照标准，在分界值为9/32（评定结果≥9时评定为抑郁）时，其诊断的敏感度为83%，特异度为71%。有研究结果显示，与VAMS不同的是，ADRS对认知功能障碍患者（包括失语患者）的情绪障碍自评结果比 VAMS 更准确；护理人员使用 ADRS 对医院内失语患者的抑郁评估结果比 SADQ 量表更准确，ADRS 是抑郁康复小组对医院内失语患者进行抑郁评估的最佳量表。虽然此量表可信度比较高，但是该量表亦存在一定的局限性，首先量表需要由受过专业训练而又了解病情的医务人员对患者病情做全面评估后才能完成，对测评的人员要求较高，且容易受评估人员自我认知的影响，不易在临床中广泛实施；其次，量表效度的研究是对神经康复病房的亚急性卒中患者进行评估得出的，对患者整个病程的抑郁状态不能进行有效评价，其适用范围小；再次，此量表目前尚无对严重失语患者的大样本临床研究，并且尚无建立常模的相关报道，缺乏循证医学证据，有待进一步进行研究。Beniam 等认为，ADRS 适用于所有失语症患者及非语言障碍患者，并且可以作为诊断抑郁的量表；他在 2010 年的一项研究显示，由于 VAMS 需要失语患者有一定理解能力，但是约 19% 的失语患者不具备很好地理解能力，故 ADRS 量表在卒中后失语患者抑郁的评测中明显优于 VAMS，它与 VAMS 量表共同应用，可以更好地评估失语患者的焦虑抑郁情绪。

5. 脑损伤患者抑郁评估量表（SADBD）

SADBD 由 Gordon 和 Hibbard 等研发，通过选自其他相关量表的标准问题，以结构访谈的模式来评估脑卒中后语言障碍及认知功能受损患者的抑郁情绪。此量表的内容涵盖面广，为自评量表，包括 70 个问题，患者只需用"是"或"否"来回答问题，完成整个量表测评需 45 ～ 60min。医师还可以出示标有简明关键词的提示卡片或以口语提问的形式来帮助患者理解问题。2005 年

Monaco 等将该量表译成意大利文版本，并在脑卒中后失语患者中进行了信度及效度检验，研究结果表明，SADBD 信度、效度均较好，适合用于临床和科研。但 SADBD 也存在很多缺点，例如测评需要的时间长（45～60min）、回答的选项缺少分级、需要失语患者有一定的阅读及理解能力等。量表作者亦强调，对于有严重理解障碍和回答不可靠的患者，还需结合患者的外显行为才能进行相对准确的评估。因此，该量表国内外目前应用较少。

6. 卒中后抑郁评定量表（PSDRS）

PSDRS 是意大利 Gainotti 等学者基于美国精神病学协会《精神障碍诊断与统计手册第 3 版》，结合脑卒中后失语患者的外显行为，专门设计的用于评估失语患者情绪、情感状态及营养状态的量表。量表共 10 个条目，采用 0～5 级评分，总分 0～45 分，分别评估患者的抑郁情绪、罪恶感、自杀自伤倾向、睡眠和饮食紊乱、冷漠、焦虑、极端情感、对困难的反应、对感情的控制和患者一天内情绪状态的变化等方面。量表最后 1 个条目用于描述患者情绪的变化，为有无 PSD 提供了依据，因此不参与评分。Quaranta 等使用该量表在有认知功能异常的脑卒中患者中进行信度、效度检测，结果表明，量表的内部一致性、信度、效度均较好。但该量表的评估较复杂，某些抑郁情绪选项的设置不易与脑卒中后患者本身的躯体症状相鉴别，且对评估者的专业水平要求较高，测评者需全面评估患者的病情后才能较好地应用该量表，不易施行。

7. 多模式方法诊断（MMADD）

Hibbard 等开发的 MMADD 同时采用了患者自评及医师评定

两种模式，既可反映患者的情绪变化，又可减少测评者主观性的影响，对无语言障碍的患者诊断效能比较理想。但该量表临床研究相对较少，且对于失语患者的测评效果并不理想。故临床中很少应用。

8. 迹象抑郁量表（SODS）

Hammond 等开发的 SODS 主要用于识别存在沟通障碍的老年住院患者的抑郁情绪。该量表共 6 个条目，总分为 6 分，分别测量情绪状态低落、哭泣、心情烦躁、主动性低、能力降低感、兴趣缺乏。SODS 量表由护士进行测评，回答项采用二分类法，只需要回答"是"或者"否"，操作相对简单方便。当分界值为 3/4 时，量表的敏感度和特异度分别是 90%、72%。Lightbody 等对 71 例卒中急性发病的患者进行临床研究，并没有得出合适的分界值。而在对 137 例卒中发病 2 周后的患者进行的研究中发现，当分界值为 1/2 时，SODS 的敏感度和特异度分别是 80%、38%。有研究显示，SODS 完成所需的时间短，易于操作，并且不需要对测评者进行专门的培训，为临床上对失语患者进行抑郁评估较实用、应用较多的他评量表。但有研究显示，SODS 的敏感性和特异性较低，且与其他抑郁量表评测工具的联系性不佳。在 SODS 量表的研究中由于缺乏样本量，故其可靠性无法保证。因此，SODS 虽然是一个识别卒中后交流障碍患者抑郁情绪的简便有效工具。但是，该量表在分界值方面还没有确切的可信服资料，此外，此量表需要进一步大样本量的临床研究证实。

9. 抑郁的护理等级量表（NRSD）

NRSD 的 1/4 内容可以用来诊断抑郁情绪，该量表无须测评者与患者进行交流，在短时间内评价即可完成。有研究指出家属或相关人员完成临床观察的结果较为可靠。此量表受护理者专业程度的影响，专业水平较高的护理者对失语患者的临床观察可能更为可靠。

10. 抑郁程度圆形量表（DISCs）

DISCs 主要用于脑卒中后伴有认知或语言表达障碍而无法完成视觉评估的患者，是一种图形评定量表。该量表由暗背景逐步扩大的 6 个圆组成，暗背景越大，则抑郁程度越严重。大于 2 分表示患者有抑郁障碍。参照 DSM-IV 诊断标准，此量表敏感度、特异度、阳性预测值及阴性预测值分别为 60%、87%、75% 和 77%，24h 复测信度显示一致性较好。由于抑郁症状和脑卒中症状有一定的相似和重叠，故此量表仍有一定的局限性，临床应用较少。

11. 临床综合印象等级量表（CGI）

CGI 根据患者的面部表情和患者家属或护工提供的相关信息进行评定，测评用时较短，1 ～ 2min 即可完成。此量表分 为 CGI-S（the CGI severity scale） 和 CGI-I（the CGI-global improvement scale），CGI-S 对卒中急性期患者及卒中 1 ～ 6 个月患者的可行性为 100%，能独立完成答卷的患者准确率较高。最近有研究显示，由于 CGI-S 对于失语患者抑郁评定的效标效度及可靠性较差，且需要对评估者进行专门训练，故此量表主要用于精神分裂症患者的精神病理研究，对于卒中后失语患者的抑郁状态研究较少。

有研究显示，适当的干预措施可以改变卒中后失语患者的抑郁结局，因此识别失语患者的抑郁情绪非常关键。目前卒中后失语患者抑郁的评估方法各异，缺乏统一的评估工具和标准，而建立和完善卒中后失语患者的抑郁诊断标准，运用非语言性抑郁量表对失语患者进行早期评估和诊断，做到早识别、早诊断、早治疗，对促进失语患者神经功能康复及心理康复，有着重要的临床意义和价值。通过以上综述，我们可知 SADQ-H、SADQ-H10 目前在国际中认可度较其他量表高，信度、效度良好，操作简单，容易理解，不受文化程度限制，是卒中后失语患者抑郁评估较好的测量工具。目前，已有人将 SADQ-H10 翻译成印度语，帮助识别存在语言障碍的印度人的抑郁情绪，并且研究显示，它易于管理、测试耗时短，可供医院医师或社区卫生保健专业人员评估失语患者抑郁情绪。在国内，由张玉梅教授带领的研究团队已经将 SADQ-H10 汉化为中文版本，并测得信度及效度均比较满意，可以用于汉语卒中后失语患者的抑郁情绪识别。该量表在国内临床中的应用有待进一步开展。

参考文献

1. De Ryck A，Brouns R，Fransen E，et al. Aprospective study on the prevalence and risk factors of poststroke depression. Engelborghs Cerebrovasc Dis Extra，2013，3（1）：1-13.

2. Donnellan C，Hickey A，Hevey D，et al. Effect of mood symptoms on recovery one year after stroke .Int J Geriatr Psych，2010，25（12）：1288-1295.

3. van Dijk MJ，de Man-van Ginkel JM，Hafsteinsdóttir TB，et

al.Identifying depression post-stroke in patients with aphasia：A systematic review of the reliability, validity and feasibility of available instruments.Clin Rehabil, 2016, 30（8）：795-810.

4.王维清.卒中后失语患者抑郁问卷(医院版)的修订准化研究.广州：南方医科大学, 2010：1-62.

5.贺军,徐文安,洪玉娥.卒中后失语患者抑郁的量表评定.医学综述, 2010, 16（12）：1898-1901.

6. Burton LJ, Tyson S. Screening for mood disorders after stroke：a systematic review of psychometric properties and clinical utility. Psychol Med, 2015, 45（1）：29-49.

7. Cobley CS, Thomas SA, Lincoln NB, et al. The assessment of low mood in stroke patients with aphasia：reliability and validity of the 10-item hospital version of the stroke aphasic depression questionnaire （SADQH-10）. Clini Rehabil, 2011, 26（4）：372-381.

8. Laures-Gore JS, Farina M, Russell S, et al. Stress and depression scales in aphasia：relation between the aphasia depression rating scale, stroke aphasia depression questionnaire-10, and the perceived stress scale. Top Stroke Rehabil, 2016, 27：1-5.

9. Hacker VL, Stark D, Thomas S.Validation of the stroke aphasic depression questionnaire using the brief assessment schedule depression cards in an acute stroke sample.Br J Clin Psychol, 2010, 49（Pt 1）：123-127.

10. Kontou E, Thomas SA, Lincoln NB.Psychometric properties of a revised version of the visual analog mood scales .Clinical Rehabilitation, 2012, 26（12）：1133-1140.

11. 周娟，张宁，王春雪 . 卒中伴失语患者抑郁障碍诊断方法的研究

进展. 中国卒中杂志，2010，5（10）：857-863.

12. Benaim C，Decavel P，Bentabet M，et al. Sensitivity to change of two depression rating scales for stroke patients. Clin Rehabil, 2010, 24（3）：251-257.

13. Baker C，Worrall L，Rose M，et al. A systematic review of rehabilitation interventions to prevent and treat depression in post-stroke aphasia. Disabil Rehabil，2018，40（16）：1870-1892.

14. Kerr D，McCann T，Mackey E，et al. Effects of early motivational interviewing on post-stroke depressive symptoms：A pilot randomized study of the Good Mood Intervention program. Int J Nurs Pract，2018，24（4）：e12657.

15. Kaur H，Chopra S，Pandey RM，et al. Translation and adaptation of stroke aphasia depression questionnaire-10 to Hindi.Ann Indian Acad Neurol，2017，（2）：153-155.

16. 刘艳君，张亚清，张玉梅，等.（医院版）卒中失语抑郁问卷的汉化及其应用评价. 中国卒中杂志，2018，13（9）：928-933.

（刘艳君 高钟生 张玉梅）

第 十 章

失语症语言与非语言认知功能障碍关系研究进展

一、卒中后失语症

失语症是卒中后常见并发症，是一种语言障碍，表现为语言的产生或理解及阅读书写能力等某一方面或多方面的功能障碍，其发生率为34% ~ 38%。近来有研究表明，失语症不仅仅是口语的生产和口语的理解障碍。Parrish 说："除了它对语言的直接影响外，还影响推理、决策和创造能力，取决于损坏的区域和严重性。"先前的一些研究表明，语言障碍通常不会孤立地发生，因为有证据表明它们与其他认知障碍共同发生。

二、卒中后失语症患者的认知障碍

语言是人类认知功能的中心功能，因此与其他认知功能密切相关。有研究已经在语言加工、注意力、记忆和执行功能之间建

立联系。一些研究者试图定义每种认知功能与它们在语言加工中
扮演角色之间的联系。

目前已经有很多学者广泛研究了失语症患者注意力损伤的
情况，因为注意力缺陷可能损害听觉理解（即单词的理解）及句
子理解和生产。Kalbe 等进行的一项随访研究提出注意力缺陷和
语言能力之间的显著关联，并且发现在他们的研究中失语症患者
三种认知功能（记忆、注意力和推理）中至少有一种表现不佳。
Murray 也在一项旨在确定参与者注意力缺陷与语言和沟通状态
之间显著关系的研究中，将参与者分为两组，一组由具有不同类
型和严重程度失语症的个体组成，而另一组由与年龄和教育匹配
的成年人组成（没有脑损伤），两组都完成了注意力、短期和工
作记忆及执行功能的测试，最终结果显示失语症组在认知测试方
面的表现显著差于对照组，但是其注意力和其他认知缺陷是否存
在，以及类型和严重程度具有可变性。同样，Cahana-Amity 和
Albert 揭示，失语患者注意力缺陷会损害多种语言功能，导致错
误率升高和反应时间延长。以前关于注意力和失语症的研究多集
中在特定的注意力上，因此获得的结果各不相同。然而，现有的
很大一部分证据仍然指出失语与至少一种形式的注意力缺陷同时
发生。因此，注意力是语言理解所需的重要复杂技能，注意力不
足可能会影响语言能力。

近年来，研究者越来越关注失语症患者语言与工作记忆能力
之间的关系；Salis 等研究失语症患者的短期及工作记忆，结果发
现短期和工作记忆功能障碍在失语患者中很普遍，并且许多研究
证实失语症患者短期和工作记忆受损与词语的加工与生产障碍相
关。Sung 等认为，失语症患者在工作记忆任务中的表现与失语

症严重程度及句子听理解和阅读理解能力有明显的相关性，且只有任务需要足够工作记忆容量时，工作记忆才能在句子理解中具有明显效应。失语症形态句法产生与工作记忆的关系极少有人研究，最新的一项希腊学者研究发现失语患者工作记忆容量影响形态句法的产生，并且工作记忆容量越小，三者差异越大。因此，工作记忆方面的缺陷会影响语言能力。

执行功能负责逐步规划和协调一个想法或行动。在语言研究中，学者通过研究执行功能障碍如何影响语言能力，试图研究认知功能如何代偿人类语言功能。Ramsberger 认为失语患者的成功交流可能取决于执行功能的完整性，Helm-Estabrooks 发现，在执行 CLQT（cognitive linguistic quick test）提出的任务中，失语患者有着更大的困难，其困难与执行功能需求成比例地增加，并且执行功能是伴有失语的脑损伤中第二个最易受损的认知功能（除了语言本身）。Martin 认为在短期记忆中保留语义信息的缺陷由执行控制过程中的障碍引起。

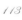

国内外对于失语症患者发生认知障碍的发生率进行过研究，国外研究发现，卒中发病 3 个月时，88% 的患者至少在 1 种非语言性认知领域出现损害，直到发病后 1 年时，这个比例仅降至80%；国内学者以首发 PSA 急性期患者为研究对象，发现其认知功能障碍的发生率约为 88%。以上研究结果均显示失语症患者中出现认知障碍的比例较非失语患者高，应予以重视。

三、失语症患者认知障碍的诊断及康复的临床意义

卒中后失语症患者常伴有非语言认知功能的损害，有研究发现失语症患者语言交流功能与认知功能的定向、空间知觉、视

知觉和思维运作有着密切的关联。非流利型失语较流利型失语更易出现认知受损。一项研究表明失语症患者的执行功能是预测失语症恢复的因素，表明评估失语症患者的非语言认知功能可以为康复提供有效的信息，而且康复师应将非语言认知功能测评结果放到失语症语言康复的策略中。并且有研究发现，将语言康复与认知康复相结合的治疗方案对患者语言交流能力的提高具有重要意义，但是患病前的认知障碍对失语症恢复的影响并不明显。然而，失语症患者表达或理解困难的特点限制其非语言认知功能障碍的发现，从而延误对患者进一步的康复治疗；国内外许多认知功能的研究也常将严重的失语症患者排除在外，因此，失语症患者的非语言认知功能需要得到康复师及临床医师更深层面更广泛的研究。

四、失语症患者认知障碍的诊断及诊断工具

目前临床上用于测评认知的量表如简易精神状态检查量表（MMSE）、蒙特利尔认知评估量表（MoCA）等，均需要患者语言上的配合，对于失语患者可操作性差，寻找并应用非语言性认知评定量表对于卒中后失语患者来说至关重要。用于评估失语患者认知功能筛查的量表工具中应包含非语言项目来尽可能地减少对语言的依赖性，方便临床识别语言交流障碍患者的认知功能损害。

1. 洛文斯顿认知评定量表（Loewenstein occupational therapy cognitiveassessment，LOTCA）

该量表是由以色列耶路撒冷希伯来大学的 Katz 博士和 Loewenstein 康复医院的 Rahmani 博士等根据积累多年的临床实践经验，共同提出的一套标准化神经心理学检查方法，于 1989

年发表。包括 4 大类 20 项分测验，4 大类分别为定向力、知觉、视运动组织及思维运作检查。评分标准是：除了思维运作检查中的 3 项为 5 分制外，其他均为 4 分制。检查耗时约 30 分钟。该方法可充分反映脑的认知功能，1998 年由中国康复研究中心引入国内。该量表可了解患者在定向、空间失认、失用、单侧忽略、视空间组织推理能力、颜色失认、思维运作、注意力等多个领域的认知功能。Katz 用该量表研究脑血管意外患者认知情况时，各类受试者重复测试的相关系数为 0.82 ～ 0.97，定向、知觉、视运动组织及思维运作等各分测验的内部一致性检验信度系数为 0.85，脑血管意外患者与正常人检测结果有显著性差异，显示成套测验 LOTCA 具有良好的敏感性，其信度、效度良好，可用于筛查脑血管病患者的认知功能障碍。LOTCA 中文版及改良版在国内检验均取得了良好的信度和效度。LOTCA 的优点是检查内容较全面，并且效果肯定，特别是检查中备有较多的参考图片来取代指导语，尽可能减少语言表达障碍对检查结果的干扰或影响，使检查结果更客观、可靠。但是，该量表中定向力检查缺乏相应的参考图片，其指导语成为理解力损害患者的障碍，因此仅适合于理解力损害较轻的运动性失语患者。此外，该量表被设计成连贯性操作的计算机软件程序，不能有针对性的跳跃式进行，加之评估时间相对较长、需要患者配合，限制了其在功能语言损害较重失语患者中的应用。

2. 失语检查量表（the aphasia check list，ACL）

失语检查量表是 2003 年德国学者 Elke Kalbe 和 Nadine Reinhold 开发的，旨在识别失语患者相关认知障碍。该量表由两个部分组成：一部分是语言评估，评定失语患者的语言功能状况，包括 7 个条目，测评项目除了语言的基本要素外，还纳入了评估听理解的颜色图片测试和口语交流分级测试；另一部分是认知评估，由 3 个非语言条目组成，测评项目为记忆力、注意力和推理能力。所有认知检测条目均采用图片形式，以减少语言的依赖性。其指令容易理解，并且给出了注意和推理任务的示例。整个测评时间大约 30 分钟。Elke Kalbe 分别对 154 例德国失语患者和 106 例健康人应用 ACL 测评，结果提示失语患者和对照组的总分及所有子测验均有显著差异（$P < 0.001$，Mann.Whitney U test）；其临界值的判别率及失语患者的敏感率和特异率分别为 0.946、0.942 和 0.952。表明该量表对于识别失语患者认知功能受损情况具有良好的敏感性和特异性。ACL 是一种经济的诊断工具，涵盖广泛的领域。它提供了一个详细的语言测评量表，并用非语言任务评估相关的认知功能，非常适合失语患者。ACL 适用于具有不同病因的语言障碍患者，并且已经获得大量失语症患者和健康比较对象的临床验证数据。与其他认知量表相比，ACL 的优点是考虑到了失语患者的语言障碍，使用非语言性条目来评估认知功能，为现有失语症检测认知功能障碍提供了合理的补充和又一选择。然而 ACL 也存在一些缺点，如认知测评虽能识别出失语患者的认知障碍，却无法提供受损程度的详细信息。另外，ACL 目前还没有在我国修订和应用，因此尚无法评估该量表在我国失语患者中的临床应用价值。

3. 完全性失语神经心理评定量表（the global aphasic neuropsychological battery，GANBA）

该量表是由荷兰学者 Van Mourik 于 1992 年设计的，是一套专门用于评估完全性失语患者认知功能的神经心理学量表。由于临床上常用的认知量表对完全性失语患者的可操作性差，甚至无法实施，因此作者专门针对完全性失语患者的临床特点从多个认知量表中选用了对语言依赖性最小、操作相对简单的项目，该量表包括 5 个评定项目，注意力、记忆、一般智力、视听觉理解及语言功能。作者用该量表对 17 个完全性失语患者进行测评，所有患者均能完成测评，显示 GANBA 可操作性良好，是一套有效的完全性失语认知评估量表。GANBA 的优点是所有测评项目均排除了语言因素的干扰，更重要的是能对认知功能损害程度进行初步的评估和分级，以便制订个体化的治疗和康复计划。另外，GANBA 的缺点是还不够完善，例如目前还缺乏大样本量的信度和效度检验等。

4. 非语言性认知功能评估量表（the non-language-based cognitive assessment，NLCA）

该量表是由南方医科大学神经内科吴积宝自主编制，由适用于失语患者认知功能筛查相关测评项目所组成的神经心理学量表，是国内首个用于评定失语患者非语言性认知功能的量表。其测验内容由 5 个方面组成，包括记忆力、视空间、注意力、逻辑推理能力及执行力测验。测评内容均采用非语言性的图片和实物形式，以示范操作来代替指导语，帮助受试者理解测验要求；各部分图片测评内容由少到多，难度由易到难，形成一个难度梯度。在记忆力测评中为了排除图形短暂记忆对测评过程中"残留记忆"的影响，使用间断分步测评模式。设计者将该量表用于 30 例轻度认知障碍组受试者与 73 例正常对照组受试者，对其内部一致性信度、重测信度、内容效度、效标效度和区分效度进行评价，结果表明 NLCA 具有良好的信度和效度。该量表的优点是针对国内失语症患者认知的评估，弥补了国内失语症患者专门非语言性认知功能评估量表的缺失，操作简单，耗时少，适于推广。然而，该量表的不足之处是还不成熟，信度和效度的检验等目前还缺乏大样本量的结果。

五、失语症患者的康复

失语症患者的康复与卒中的严重程度、病变部位、脑组织重组可塑性有关。然而大多数康复模型只能预测 50% ～ 60% 的康复变量。且都未以语言以外的认知能力作为预测影响失语康复的变量。Salako 等研究通过增加矩阵推理测试，将预测变量提高到 76%，且说明应该早期评估非语言认知功能，并且可作为失语症康复的独立预测因素。

失语症患者的治疗和康复是一个漫长的过程，最理想的治疗效果不仅可以通过应用循证疗法来实现，而且可以通过团队合作提供整体方法。事实证明，非语言的认知功能障碍是失语症治疗成功的重要预测因子。在 Brownsett 等的研究中，尤其提及了注意力和执行功能紊乱对失语症患者治疗的负面影响。Brownsett 等和 Ramsbergera 等研究发现即使在慢性失语患者中，注意力和执行功能的紊乱也起负面影响，此外，也对失语症患者执行涉及新语音编码或语义学习任务的能力产生影响。同样，执行功能受损已经显示出对失语症患者功能沟通产生的不利影响。Vukovic 等提醒人们注意失语症患者的记忆状况，根据他们的研究结果，这是失语症患者康复的重要预后因素，并且与语言功能的恢复相关。Nilius 等的研究目的是分析认知康复对完成认知康复项目持续性表达性失语患者语义成分的影响。在持续性失语症患者的临床样本中，除了认知灵活性和言语流利性的显著改善之外，没有发现任何受监测语言分测验的统计学显著改变。然而，这种改善反映了执行功能有效性，而不是语义组件改善的影响。将非语言执行部分纳入失语症治疗可以提高语言表现，并直接有助于语言功能在失语症恢复过程中的神经重组。有一项研究给予慢性失语症患者工作记忆及执行功能训练治疗，其语言功能随训练次数增加而提高。因此，给予失语症患者相应的认知功能康复训练可促进语言功能的恢复，一些研究结果也支持上述假说。

六、小结

卒中后失语症的临床指南需要失语症语言功能与非语言性认知功能之间关联的进一步证据，值得对失语症患者早期行非语言认知功能评估，以及康复策略的制定。

参考文献

1. Parrish J. Art and aphasia：A literary review and exhibition. Kalamazoo：Western Michigan University，2014.

2. Ardila A，Rubiobruno S. Aphasia from the inside：The cognitive world of the aphasic patient. Applied Neuropsychology Adult, 2017 (3)：1-7.

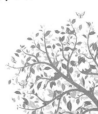

3. El HH，Visch-Brink EG，Lingsma HF，et al. Nonlinguistic cognitive impairment in poststroke aphasia：a prospective study. Neurorehabil Neural Repair，2014，28（3）：273-281.

4. Cahanaamitay D，Albert ML.Brain and language：Evidence for neural multifunctionality. Behavioural Neurology，2014（1）：260-381.

5. Salis C，Kelly H，Code C. Assessment and treatment of short-term and working memory impairments in stroke aphasia：a practical tutorial.Int J Lang Commun Disord，2015，50（6）：721-736.

6. Kim ES，Suleman S，Hopper T. Cognitive effort during a short-term memory（STM）task in individuals with aphasia. J Neurolinguistics，2018，48：190-198.

7. Fyndanis V，Arcara G，Christidou P，et al. Morphosyntacticproduction and verbal working memory：Evidence from greekaphasia and healthy aging. J Speech Lang Hear Res，2018，61（5）：1-17.

8. 王琪，刘晓加，吴积宝，等．卒中后失语患者非语言性认知功能特点的临床研究．中华行为医学与脑科学杂志，2014，23（6）：487-489.

9. Kuzmina E，Weekes BS. Role of cognitive control in language deficits in different types of aphasia.Aphasiology，2017：1-28

10. Fonseca J，Raposo A，Martins IP. Cognitive performance and aphasia recovery. Topics in Stroke Rehabilitation，2017（8）：1-6.

11. 赵燕龙，闫中瑞，张作记，等．患者及病变相关因素对卒中后失语症恢复的影响．中华行为医学与脑科学杂志，2016，25（7）：667-670.

12. Wall KJ，Cumming TB，Copland DA. Determining the association between language and cognitive tests in poststroke aphasia. Frontiers in Neurology，2017，8（149）：149.

13. 吴积宝. 非语言性认知功能评估量表的编制及标准化. 广州：南方医科大学，2014.

14. Cahanaamitay D，Albert M. Redefining Recovery from Aphasia. Oxford：Oxford University Press，2015.

15. Zakariás L，Keresztes A，Marton K，et al. Positive effects of a computerised working memory and executive function training on sentence comprehension in aphasia. Neuropsychological Rehabilitation，2016，28（3）：1.

16. Simmonsmackie N，Worrall L，Murray LL，et al. The top ten：best practice recommendations for aphasia. Aphasiology，2016，31（2）：1-21.

（刘鑫鑫　孙海欣　张玉梅）

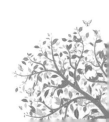

第十一章

失语症认知评估测验概述

一、国外失语症测验

对失语症患者的评估最早可以追溯到 20 世纪初。随着对失语症研究的日益加深，各国学者根据不同目的，从不同角度出发，编制了一些侧重点不同的失语症量表。

1.the token test 标记测验

该测验由 DeRenzi 和 Vignolo 在 1962 年编制，适用于失语症程度较轻甚至没有失语的患者，对于语言能力的评估十分敏感。该测验主要包括各种难度不一的语言性指令。在不同的指令下，被试面对不同形状（圆的、方的）、颜色（红、绿、黄、蓝、白）、大小、材质（木制、塑料）的物体，分别进行不同的操作，主要通过对指导语加入不同的动词、介词或副词等实现对任务难度的操纵。例如，简单的指导语"摸一下绿的方形"，难度较大的指导语"把绿的方形从黄的方形那儿拿开"。虽然这个测验整体的任务比较单一，但对失语症患者的听理解能力比较敏感。

2. 明尼苏达失语鉴别诊断测验（Minesota Test for Differential Diagnosis of Aphasia，MTDDA）

MTDDA 由 Hidred Schull 于 1965 年研发，是早期最全面的一项语言能力测验，包含了 5 个模块（听觉理解、视觉阅读、言语和语言、视觉运动和书写、数值加工）和 47 个分测验（Schuell，1965）。MTDDA 考察范围完整、题量大，并且评分不是简单计算正确和错误的个数，而是根据受试者的反应进行分层计分，因此完成整套测验比较耗时，大约需要 3 个小时。

3. 波士顿诊断性失语症检查（Boston Diagnostic Aphasia Examination，BDAE）

BDAE 是最权威也是最早的一套完整度较高的失语症量表之一，国际上许多后来研制的量表都以这套量表作为蓝本加以修改和完善（Harold Gooldglass、Kaplan，1972）。BDAE 共包括五个模块（对话、自发言语、听理解、言语表达、书写）和 27 个分测验。该检查对失语症患者语言能力的评估较为系统，不仅能够诊断出失语的严重程度，还能甄别失语的类型。BDAE 测验在世界范围内应用较为广泛，如今已被翻译成德语、意大利语、日语、西班牙语等多种语言版本在各个国家使用。虽然 BDAE 在评估诊断上较为全面，但是施测时间为 3 个小时左右，测验流程用时较长。

4. 西方失语症成套测验（Western Aphasia Battery，WAB）

这套测验由 Andrew Kertesz 和 Poole（1974）在 BDAE 的基

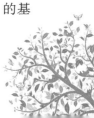

础上研制而成，删减了 BDAE 测验中较为冗杂的题目，可看作是
BDAE 的缩短版，并且还能单独测验口语能力部分。除了语言能
力以外，WAB 还检查了结构能力、视觉空间能力、计算能力等
方面的认知能力。

该测验包含了 8 个模块（自发性言语、阅读、书写、运用、
口语理解、复述、命名、结构能力）和 30 个分测验。基于不
同模块的测验分数，可以分别算出患者的失语指数（aphasia
quotient，AQ）、操作指数（performance quotient，PQ），以及大
脑皮质指数（cortical quotient，CQ）。其中失语指数主要通过自
发性言语、口语理解、复述、命名这 4 项模块进行评估，操作指
数通过阅读、书写、运用和结构能力 4 项模块进行评估，大脑皮
质指数表示大脑的认知全貌。

在我国也发展出相应的汉化版 WAB 测验。在临床诊断中，
为了缩短测验时间，许多医师会采用 WAB 的失语指数部分测验
对患者的语言能力进行评估。然而，WAB 是基于西方拼音语言
编制而成的量表，在语言习惯、刺激材料选择方面都更偏向于西
方语。

5. 日本标准失语症检查表（Standard Language Test of Aphasia，
SLTA）

该测验由日本失语症研究会为评估日语失语症的严重程度研
制而成（Takeda，1977），是日本失语症患者较为可靠的测验手
段。该套测验包括 5 个模块（听、说、读、写和计算）和 26 个
分测验。该测验在测查形式上比较简单，便于操作，测查结果比
较客观。

二、国内失语症测验

直到 20 世纪中期，我国开始研发汉语失语症量表，主要将国外失语症量表引入国内。然而，由于西方拼音文字与汉语在使用习惯和加工方式上都有很大差异，简单汉化的西方失语症成套测验并不能对我国失语症患者做出非常精确的评估和针对性的康复训练指导。直到 20 世纪末，王洁、高素荣、李胜利等一批学者借鉴了国外权威失语症量表的设计思路，先后结合我国国情与汉语特点，重新设计了针对汉语的失语症量表并投入临床使用。

1. 波士顿诊断性失语症检查汉语版

这套测验是由汪洁等在原版 BDAE 的基础上编制而成（汪洁等，1996a；1996b）。其中，主要替换了原版 BDAE 中的一些测查材料，包括更改了一些不符合中国社会文化背景的图片，将一些英文字母改为了汉语拼音，将一些英文词汇改为了汉语词汇。另外，对中国石家庄、济南、连云港的 119 例语言正常成人进行了测试（年龄 20 ～ 60 岁；教育程度为小学到大学），进而统计出了这些成人每个任务的平均值和标准差，建立了一套常模，并把平均值减去两个标准差设置为失语诊断的临界值（汪洁，1998）。

2. 汉语失语症成套测验（Aphaisa Battery of Chinese，ABC）

该测验参照了 WAB 设计的大体框架，并在此基础上结合我国文化、语言特点自行设计（高素荣等，2000）。ABC 整套测验采用了标准化的测试方法，制定了统一的指导语、评分标准、图片和文字，分为 6 个模块（谈话、理解、复述、命名、阅读、书写）和 20 个分测验。它评估了语言的各方面能力，并且能够通过不同任务的表现对不同失语症类型加以区分。在测试内容方面，为了减少职业和文化水平的影响，控制了测验的整体难度。同时，对 364 例急性脑血管病、单发病灶病人实施了 ABC 检查，以及对 45 例失语症病人进行了重测和多人评分。结果证明 ABC 检查有较高的特异性、敏感性、重测信度和评分者信度。

3. 汉语标准失语症检查（China Rehabilitation Research Center Aphasia Examination，CRRCAE）

该测验借鉴了 STLA 的设计思路和理论框架，由中国康复研究中心李胜利等（2000）研制而成。CRRCAE 包含 9 个模块（听、复述、说、出声读、阅读、抄写、描写、听写、计算）和 29 个分测验。使用 CRRCAE 收集了 151 例语言正常成年人数据，包括 102 例语言正常人和 49 例有脑损伤无失语症病人。经检验发现两组被试数据没有显著差异，最终将 151 例数据合并，建立形成 CRRCAE 常模。同时，分析发现不同性别、年龄、利手的被试之间成绩没有显著差异，文化水平只影响个别任务的表现（如句子描述、听力理解、口语表达）。

另外，为了验证 CRRCAE 的有效性和稳定性，张庆苏等（2005）用 CRRCAE 测试了 20 例失语症患者。研究者在 7 ～ 10 天内让 2 个检查者对这些患者进行 2 次评测，结果发现重测信度介于 0.86 ～ 0.996，而评分者信度介于 0.89 ～ 1.00。而且，这些失语症患者多个 CRRCAE 任务得分和 WAB 失语指数有较高相关性，但复述能力和听觉理解得分和 WAB 失语指数无明显相关性。

4. 中国失语症语言评估量表

中国失语症语言评估量表（廖敏，2017）参考了西北命名成套测验和西北动词语句成套测验，结合词汇加工的神经认知心理模式设计而成。测验包含命名分量表和动词语句分量表。命名分量表中包括听觉辨识、声调理解、听觉词汇判断、对证命名、听觉理解、语义关联、假词复述和真词复述共 8 个分测验。动词语句分量表包括动词命名、动词理解测验、论原结构产出、语句启动和语句理解共 5 个分测验。这套测验主要考察口语词汇及句子的输入和输出，克服了以往量表的不足，根据词汇加工的认知神经心理模式将语言加工成分分为听觉语音分析、语音输入心理词典、语义系统、语音输出心理词典等多个成分，并且运用不同的语言任务对这些成分进行评估。

三、小结

国外失语症相关的测验较多，但每个测验编制的目的不同，评估的重点也有所差别，基本上能够满足临床实践需要。这里只介绍了几个应用范围较广的相关测验，并未赘述其他相关失语症测验。

我国现在应用较为广泛的失语症测验大约可以分成三类。第一类是由国外权威的失语症量表如 BDAE 和 WAB 直接翻译并对刺激材料进行一定程度的汉化。第二类是由我国学者借鉴国外失语症量表设计方式自行设计，除了以上所提到的比较常见的特色量表外，还有汉语语法量表（赵丽丽，2002）、西北命名成套测验等，这些量表多数根据我国国情和汉语特点，选取了一些较为常用的字、词、句作为刺激材料，整体难度偏低，以保证语言正常被试有较好表现。第三类是以中国失语症语言评估量表为代表的测验，根据词汇加工的认知神经心理模式将语言加工成分细化并加以评估。

参考文献

1. Derenzi F, Vignolo LA.Thetoken test: a sensitive test to detect receptive disturbances in aphasics. Brain, 1962, 85: 556-678.

2. Goodglass H, Kaplan E. The assessment of aphasia and related disorders.Philadelphia: Lea and Febiger, 1972.

3. Holland AL. CADL communicative abilities in daily living: a test of functional communication for aphasic adults.Baltimore: University Park press, 1980.

4. Kertesz A, Poole E. The aphasia quotient: The taxonomic approach to measurement of aphasic disability. J Neurol Sci, 1974, 1: 7-16.

5. Schuell H. Administrative manual for the Minnesota test for differential diagnosis of aphasia. Minneapolis: University of Minnesota Press, 1965.

6. Takeda K. Standard language test of aphasia (SLTA). detailed description of construction of aphasia test in Japanese. 1977.

7. 曹京波, 赵纯, 金旻, 等.失语症的常用评价方法.中国临床康复, 2006 (18): 139-141.

8. 高素荣.失语症.北京: 北京大学医学出版社, 2006: 3-4.

9. 李胜利, 肖兰, 田鸿, 等.汉语标准失语症检查法的编制与常模.中国康复理论与实践, 2000 (4): 20-49.

10. 廖敏, Thompson CK.《中国失语症语言评估量表》的设计原理.中国听力语言康复科学杂志, 2017, 15 (5): 336-341.

11. 刘丽虹, 张积家, 谭力海.汉语加工脑神经机制研究的新进展.心理科学, 2004 (5): 1165-1167.

12. 田野，林伟，叶祥明，等.汉语失语症诊治进展.中国康复理论与实践，2011，17（2）：151-154.

13. 汪洁，吕艳玲，张清丽，等.波士顿诊断性失语症检查汉语版的信度.中国康复，1998（3）：121-122.

14. 汪洁，张清丽，吕艳玲，等.波士顿诊断性失语症检查汉语版的测验量表——105例患者测验结果的初步总结.中国康复理论与实践，1996（3）：111-116.

15. 汪洁，张清丽，吕焱玲，等.波士顿诊断性失语症检查汉语版的编制与常模.中国康复，1996（2）：49-51.

16. 王荫华.西方失语症成套测验（WAB）介绍（一）.中国康复理论与实践，1997（3）：135-140.

17. 王荫华.西方失语症成套测验（WAB）介绍（二）.中国康复理论与实践，1997（2）：87-89.

（韩在柱）

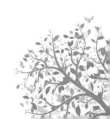

第十二章

经颅直流电刺激治疗卒中后失语症的研究进展

　　卒中后失语症（post-stroke aphasia，PSA）指因急性脑卒中（出血或梗死）所致大脑语言中枢受损产生的言语障碍，表现为听、说、读、写能力部分或全部受损，是脑卒中后常见的并发症，约40%的卒中患者会伴有不同程度的失语。失语症患者在脑卒中后2～3个月内可出现一定程度的自发恢复，但大多数患者仍会留有不同程度的慢性失语症状。PSA严重妨碍患者的正常交流，导致生活质量和社会参与能力降低，而且，由于康复过程中沟通平台难以建立，阻碍整体康复进程。

　　在卒中后失语康复治疗方面，仍以传统的言语行为训练方法为主。我国专业言语治疗师严重匮乏，仅少数卒中后失语患者得到系统、科学的言语训练。近年来，经颅直流电刺激（transcranial direct current stimulation，tDCS）作为非侵入性脑神经调控手段，通过诱导或增强神经可塑性，以其安全、无创、便携等优点，广泛应用于临床和基础研究中。

一、失语症恢复的神经可塑性机制

许多因素可以影响失语症康复，包括卒中的严重程度，病变部位、大小及病变种类（缺血性卒中或出血性卒中）等。这些因素可能会限制左半球病灶周围区和／或右侧半球语言处理任务上的神经可塑，和／或非优势半球的（可能是不良的）激活。正常大脑半球两侧间存在相互的抑制作用，这种作用通过胼胝体传递，即当一侧半球兴奋性增加时，伴随着对侧半球镜像区的抑制。相互抑制作用是平衡的，当左侧大脑发生卒中，这种平衡将被打破：左半球对右半球的抑制作用减弱，而右半球对左半球的抑制作用占优势，导致原有的语言网络分区破坏，语言功能受损，从而出现失语症状。

失语症患者在脑卒中后早期可出现一定程度的自发恢复，但相关神经机制尚不十分清楚。人类语言功能的产生依赖于全脑语言功能区的协调运作，神经影像学研究表明，大脑半球间和半球内语言网络在脑卒中后发生了从数分钟到数年不等的结构、功能重建。有研究认为，失语症开始时间、患者年龄和特定任务要求会改变半球参与的动态过程。一项纵向影像学研究表明，脑卒中后非流畅性失语症急性期患者，在进行语言任务时，两半球都没有被激活；在亚急性阶段，右脑表现出较强的语言参与功能；而在慢性阶段，左半球似乎重新获得主导地位，右半球在慢性损伤阶段则可能产生不良的适应，这可能是由于经胼胝体右半球的抑制作用增加，或由于在语言功能恢复过程中皮层发生了错误的重组。

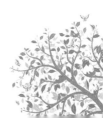

1. 左侧半球在失语症恢复中的作用

众多研究已经达成共识，左半球病灶周围区的活性增加对失语症的康复有利。Breier 等对慢性失语症患者进行脑磁图描记，与健康成年人相比，尽管患者的大脑左侧颞上回激活减少，但左侧颞上回周围区激活增加，从而推测损伤灶周围大脑皮质的功能重组对患者语言功能的恢复有重要作用。Marcotte 等对 9 例慢性失语症患者进行言语治疗后行 fMRI 扫描发现，更显著的治疗效果与左前运动皮层（BA6）明显激活相关。有研究表明，左侧半球语言区至少两个区域的损伤可导致皮质抑制解除，即病灶周围区和通过胼胝体连接的等位区域，这种去抑制作用可能增加皮层语言特定区域的活动。因此，言语损伤区的抑制解除，可能会促进左侧半球损伤周围区的重塑和功能重建，左半球病灶周围区也被认为是可引起语言环路激活的关键区域。

2. 右侧半球在失语症恢复中的作用

卒中后失语患者右侧半球的激活对语言任务功能重塑的作用具有争议，关键影响因素在于病灶的大小及发病的时间。Thiel 总结出几种模型来解释伴随卒中后语言改进的不同功能性神经可塑性变化。在脑卒中脑补偿策略的层次模型中，只有左半球的重要语言区域被破坏，右半球区才能支持一些语言恢复。早在 1971年 Kinsbourne 便发现广泛左半球卒中失语症患者右颈动脉注射异戊巴比妥后，残余的语言功能被阻断。一位接受左大脑半球切除术的患者在缺乏左半球的情况下，语言功能明显恢复，表明存在于右半球的左半球语言区镜像区有语言处理的能力，但通常被占优势的左半球经胼胝体抑制。Saur 的团队也指出，右半球网络的瞬时激活可能是实现左半球网络活动良好恢复和正常化所必需的。另一模型则认为，右半球的激活区域并不完全与梗死的左半球区域同源，并且已经假设其中一些确实有益于语言恢复，而另一些则是有害的。Martin 等对 5 例慢性期失语患者进行词汇命名的 fMRI 检查，4 例为轻到中度非流畅性失语患者，1 例是重度完全性失语患者，轻到中度失语患者左半球的激活强于右半球的激活，而完全性失语患者右半球的激活远高于左半球的激活，该研究提示，右侧辅助运动区的激活不一定有利于语言功能的恢复，反而可能在语言恢复过程中发挥阻碍作用。Turkeltaub 对一例 72 岁慢性卒中后失语患者针对右侧额下回进行抑制性 TMS 治疗，尽管 TMS 干预后可引起命名的即刻改善，但 3 个月后患者再发右侧脑卒中，进行语言和认知等一系列行为检测也证实，语言功能比其他认知功能受到了更大的影响。这一抑制性 TMS 和右半球卒中的矛盾效应表明，一些右半球区域的参与可能有助于恢复，而其他则有害。还有学者认为，左半球卒中后，右半球的参与只是一个替代反应，反映出神经恢复过程中出现了适应不良或效率低下的可塑性；无效的语言重组可能会干扰更高效的语言处理，进一步阻碍左半球皮质网络恢复。因此，右半球的激活并不总会伴随语言功能的恢复。

综合上述的研究，卒中后失语的恢复可能与大脑半球 3 种神经活动的变化最为相关：①左半球病变区及病变周围区对语言相关任务的功能重建；②右侧半球语言镜像区的激活、重组；③非优势半球的激活可能会干扰语言恢复。这些机制并非单独存在，可能在语言恢复中产生交互作用。因此，在对失语症的神经调控方面，应该提高关键的左半球脑区的活性，和 / 或抑制那些与失语症恢复无关的右半球区域（noisy nodes，"嘈杂节点"）以达到

133

最佳的恢复。

3. 小脑在语言加工中的作用

近十年间，小脑在语言上的作用逐渐被研究者重视，通过临床、解剖资料和功能成像研究发现，小脑涉及多种语言相关功能，包括语义加工、言语记忆、语言学习、词语检索和生成等。在语言学习和语法语义加工过程中，小脑与左额下回的连接区域有活化。语言的非运动成分主要涉及小脑右侧小叶Ⅵ和Ⅶ区域，该区域与前额叶及顶叶互相连接，与高级语言加工有关，受损后可使多种语言能力受损，包括命名、语言流畅性、词语产生、语言逻辑、词根补充及语法理解。

二、tDCS

tDCS 作为一种无创而高效的脑功能调节技术，近几十年来以其便携、经济、安全、易操控的优点在慢性疼痛、神经疾病、精神疾病等的治疗中展示出极具潜力的价值。近五年来，通过结合功能磁共振成像（fMRI）、单光子发射计算机断层成像（SPECT）等现代医学信号分析技术和成像技术，使单纯电刺激进入到了更可靠的脑组织功能分析和神经生理学层面，tDCS 技术成为了研究热点。

1. 原理及作用机制

tDCS 是一种非侵入性的大脑刺激技术，通过两个头皮电极（阴极与阳极）产生微弱直流电（0.5 ～ 2mA）覆盖靶向治疗皮层区域。通过调节钠离子、钙离子通道或 NMDA 活性产生长时程增强或长时程抑制样的改变，进一步改变神经元静息膜电位，以促进（阳极）或抑制（阴极）神经元放电频率，改变大脑表面神经元膜电位的去极化或超极化方向，从而起到增强或抑制局部脑区功能的作用。阳极 tDCS（anodal-tDCS，A-tDCS）可使皮质神经元去极化，导致皮质兴奋性升高；而阴极 tDCS（cathodal-tDCS，C-tDCS）则使皮质神经元超极化，导致皮质兴奋性降低。

2. 安全性

tDCS 在安全模式下操作不良反应极小，Nitsche 等在公认的安全模式下对受试者进行 tDCS 刺激，30min 和 1h 后，通过 MRI 的 T1 加权成像和弥散加权成像检查，并未发现大脑出现组织水肿、血脑屏障失衡、脑组织结构改变等现象。Nitsche 的分析回顾了 1998—2008 年的文章，评估 tDCS 在不同条件和实验设计中的安全性，报道仅有电极片下发痒、刺痛的感觉。

3. 治疗效果及方案的选择

通过改变 tDCS 刺激极性、强度和持续时间，从而改变半球皮质兴奋性。回顾卒中后失语中的研究，治疗参数选择一般是 1 ～ 2mA 进行 10 ～ 30min，刺激参数和最终效果间并非绝对的线性关系，延长刺激时间、增强刺激强度也未必能强化疗效。

多数康复流程在设计中常将学习性 tDCS 与任务执行同步进行（online），可能是考虑到这样设置不但可以有 NMDA 受体的参与，还有钙通道介导的细胞内钙离子增加，可诱导产生 tDCS 依赖的膜去极化，而研究实践也多可得到有效的阳性结果。

如前所述，语言功能正常运行和功能分区是双侧大脑半球相互影响及调节的结果，一旦优势半球的语言功能区受损，原有双侧半球之间的兴奋性平衡便被打破，通过改变 tDCS 阳性或阴性电极的不同放置位置，可改变半球皮层的兴奋性，从而调节大脑半球间经胼胝体抑制失衡。当前电极放置主要的方案有：①通过 A-tDCS 或 C-tDCS 调节病灶周围的活性；②通过 A-tDCS 或 C-tDCS 调节与左侧大脑半球语言区相对应的右侧区域活性；③ A-tDCS 激活左半球的同时应用 C-tDCS 抑制右半球。

（1）通过 A-tDCS 或 C-tDCS 调节病灶周围活性的方案

Monti 等对 8 例脑卒中后慢性非流畅性失语症患者进行 A-tDCS 和 C-tDCS 治疗。一个电极位于左额颞区，另一个电极（参考电极）置于右肩；对患者进行 2mA 刺激 10min 后进行图片命名评价，左额颞区阳极刺激和假刺激对命名无改善，而阴极刺激命名准确度显著改善。作者认为语言功能障碍可能是左半球皮质抑制性中间神经元的高度活动造成的，由于 tDCS 阴极刺激降低了皮质抑制性回路的兴奋性，从而造成受损皮质语言区的功能改善。但 Monti 的研究中没有考虑失语症的类型和严重程度，而把电极均放置于相同的位置，这样使得某些患者的刺激区是受损区，因此实验中 A-tDCS 没有促进命名的结果有争议。

Baker 等对脑卒中后 10 ~ 24 个月病程额叶和非额叶损伤的慢性卒中后失语患者进行了 tDCS 交叉实验，进行 1w(5d) A-tDCS 或 1w 假刺激合并语言治疗，休息 7d 后进行 C-tDCS 刺激。实验者以 fMRI 扫描到的正确命名时左额叶最高激活区为刺激部位，结果显示，A-tDCS 联合言语治疗显著改善了失语症患者的命名准确性。

汪洁等对 1 例左顶叶梗死后 7 个月古茨曼综合征失写症患者进行 10 次书写训练和 10 次书写训练加 tDCS 治疗，实验者将阳极置于左侧顶叶 P3 导联位置，阴极放置于对侧肩部；进行每日 1 次，每次 20min 的 A-tDCS 干预，发现患者接受 tDCS 加书写治疗后,其听写、看图书写、自发书写的正确率显著改善;书写错误,如部件替代、遗漏,笔画遗漏和无反应明显减少。研究者认为 tDCS 直接兴奋书写相关皮层区,并使得病变周围区未受损的皮质神经元兴奋性增高,造成书写功能的改善。

(2)通过 A-tDCS 或 C-tDCS 调节与左侧大脑半球语言区相对应的右侧区域活性的方案

对右侧半球采取 A-tDCS 还是 C-tDCS 方案尚无统一定论。Vines 对 6 例 1 年以上病程的 Broca 失语患者进行语言治疗的同时进行右额下回的 A-tDCS 刺激,患者的语言流畅性明显提高,研究者认为右半球与语言中枢相对应的部位得到了激活。考虑到降低右半球 Broca 对应区活性可下调右半球该区的活动,从而降低健侧对损伤侧半球异常增加的半球间抑制,有学者进行了双盲交叉设计实验,对慢性失语症患者进行右半球 Broca 对应区抑制性 tDCS 刺激,观察其对图命名的作用。C-tDCS 加语言治疗可显著改善患者的图命名准确性,而假刺激条件下命名无变化。

Floel 等在 12 例失语患者的右颞叶使用 A-tDCS、C-tDCS 或假刺激来检测上调 / 下调右半球活性的效应,刺激同时给予计算机命名任务训练。研究显示,右颞叶的 A-tDCS 组和 C-tDCS 组均较假刺激组命名能力提高,但是 A-tDCS 具有更大和更持久的(2w)效应。既往认为在卒中的慢性阶段,右半球的募集往往被认为是适应不良的,这个研究则提出了慢性期卒中右半球激活是否总是适应不良的问题,有可能被调制成为对语言有益的模式。然而,Floel 等在右颞叶进行 C-tDCS 干预之后也显示出语言的改善,表明右半球 tDCS 的刺激和抑制方案都可能是有益的。

137

（3）A-tDCS 激活左半球的同时应用 C-tDCS 抑制右半球的方案

Jung 招募了 37 例左侧卒中患者，其中 10 例流畅性失语，27 例非流畅性失语。将 tDCS 阴极放置在右侧 Broca 镜像区，阳极置于左侧眶上皮层，经过 10 次干预后发现，患者的失语商显著提高。Lee 对 11 例患者进行 tDCS 刺激时使用了两对电极，一对由左侧额下回的阳极和左腹部肌肉上的参考线组成，另一对则由右侧额下回的阴极和右侧腹部肌肉上的参考线组成。研究者对比了双侧刺激模式与单侧（即左额下回 A-tDCS 模式）的语言提高成绩，两个模式都提高了命名准确度，但只有双侧刺激模式减少了反应时间。

Saidmanesh 等的研究对 20 例非流畅性失语患者进行 tDCS 干预，将阳极放置在左外侧前额叶皮质上，阴极置于对称的对侧位置，经过 10 次干预后发现，刺激组较假刺激组在失语商、命名准确度和工作记忆方面均显著提高。研究者认为，无论患者病变部位如何，所有参与者接受相同区域刺激后行为学检测有显著提高，在这种情况下，分析个体数据是至关重要的，以验证病变大小和位置在何种程度上影响 tDCS 的结果。

（4）小脑的 A-tDCS 刺激方案

部分重症卒中后左侧颅骨缺损失语患者及双侧大脑半球梗死的患者，限制了 tDCS 的使用，因此，以言语功能相关的小脑部位作为刺激靶点受到青睐。最近国外研究发现，刺激右侧小脑可促进被试者的语言功能，对健康人采取 A-tDCS 刺激右侧小脑半球后外侧，口语流利性及句子语义预测均较假刺激组显著改善。

Sebastian 采取交叉设计，对 1 例双侧大脑中动脉梗塞造成的失语和构音障碍患者，进行 A-tDCS 刺激右侧小脑半球后外侧同时配合拼写训练，治疗 2 个月后单词拼写及图片命名均有改善。最近的一项研究在右侧小脑应用 C-tDCS，结果表明，阴极 C-tDCS 与阳极或假 C-tDCS 相比，参与者动词生成任务中的言语反应时间立即得到改善。然而，一周之后，接受 C-tDCS 刺激的患者任务完成度和反应时改善情况均有所下降，表明 C-tDCS 在右小脑的应用潜在负面影响。

总体而言，tDCS 对卒中后失语患者有显著改善效果。在单侧半球刺激模式中，与相关语言任务相关联时，无论何种刺激极性（阳极 / 阴极）和位置（左半球 / 右半球），tDCS 刺激都有效。双侧刺激模式也显示出阳性结果，无论失语症型、病变部位、刺激部位和治疗任务如何。重症卒中患者右小脑半球的 tDCS 刺激也使患者的拼写和词生成能力得到提高。然而，研究对象病程、发病部位及言语症状不同，即使采取相同的刺激方案，都可能导致不同的结果。我们建议，在脑卒中后不同时期，考虑到皮质的激活状态不同，采取某一部位的阴极或阳极刺激前应考虑语言任务对大脑皮质的激活状态，此外，对侧是否出现代偿值得进一步研究。

三、总结与展望

tDCS 可改善失语症患者的语言功能，促进大脑语言功能的网络重组。对优势大脑半球病灶及病灶周围区、非优势半球镜像区、右小脑或双侧半球结合的 tDCS 刺激均可有效改善卒中后失语患者的语言能力。但如何根据研究对象不同病程、发病部位以及言语症状，采取更为个体化的刺激方案，仍需进一步研究。并且这一刺激技术也存在一定的局限性，即直接的刺激效果只能达到皮层，而一些功能网络所涉及的深部脑区，如前额叶内侧、岛叶、扣带回等部位却不能进一步触及。

目前，随着认知任务设计的复杂化和系统化，以及先进神经生理学和神经影像学技术的引入，tDCS 已成为研究大脑神经可塑性和功能重组的有力手段，因其安全、经济、无痛苦、无侵害性、简便易行等优点，在神经及精神疾病机制研究和治疗方面有着美好的前景。

参考文献

1. El HH，Lingsma HF，Me SK，et al. Recovery of aphasia after stroke：a 1-year follow-up study. J Neurology，2013，260：166.

2. 王茜，刘晓加. 卒中后失语与卒中后认知功能障碍的相关因素研究现状. 中华临床医师杂志（电子版），2015，9（24）：4685-4689.

3. Hachioui HE，Lingsma HF，Dippel DWJ，et al. Long-term prognosis of aphasia after stroke. J Neurol Neurosurg Psychiatry,2013,84(3)：310-315.

4. Nudo RJ. Recovery after brain injury：mechanisms and principles. Front Hum Neurosci，2013，7：887.

5. Anglade C，Thiel A，Ansaldo AI.The complementary role of the cerebral hemispheres in recovery from aphasia after stroke：A critical review of literature. Brain Inj，2014，28：138.

6. Torres J，Drebing D，Hamilton R. TMS and tDCS in post-stroke aphasia：Integrating novel treatment approaches with mechanisms of

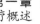

plasticity. Restor Neurol Neurosci，2013，31：501-515.

7. De AV，Paolazzi CL，Miceli G. tDCS in post-stroke aphasia：the role of stimulation parameters，behavioral treatment and patient characteristics.Cortex，2015，63：296-316.

8. Thiel A，Zumbansen A. The pathophysiology of post-stroke aphasia：A network approach. Restor Neurol Neurosci，2016，34（4）：507-518.

9. 胡雪艳，江晓峰，张通 . 重复经颅磁刺激治疗在脑卒中后失语症中的应用进展 . 中国康复理论与实践，2015，21（2）：138-141.

10. Mariën P，Ackermann H，Adamaszek M，et al. Consensus Paper：Language and the Cerebellum：an Ongoing Enigma. Cerebellum，2014，13：386-410.

11. Saidmanesh M，Pouretemad HR，Amini A，et al. Effects of transcranial direct current stimulation（2mA-20min）in patients with non-fluent aphasia disorder.Audiology，2014，23：91.

12. Turkeltaub PE，Swears MK，D'Mello AM，et al. Cerebellar tDCS as a novel treatment for aphasia？ Evidence from behavioral and resting-state functional connectivity data in healthy adults.Restor Neurol Neurosci，2016，34：491.

13. Sebastian R，Saxena S，Tsapkini K，et al. Cerebellar tDCS：A novel approach to augment language treatment post-stroke.Front Hum Neurosci，2017，10：695.

14. Spielmann K，Vliet RVD，Sandt-Koenderman WMEVD，et al. Cerebellar cathodal transcranial direct stimulation and oerformance on a verb generation task：A replication study.Neural Plast，2017：1254615.

（徐　舒　胡雪艳　陶媛媛　宋鲁平）

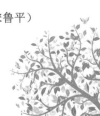

第十三章

失语症书写障碍治疗研究进展

　　失语症是一种由卒中或其他损伤大脑语言中枢所在半球疾病引起的语言障碍，通常伴有阅读障碍（失读症）及书写或拼写障碍（失写症）。多年来，语言处理的认知神经心理学模型提供了阅读和书写的评估、治疗框架，可以帮助辨别某个模块受损或功能相对保留而导致的不同语言表现，并设计针对性的康复治疗或代偿技术。本文主要介绍常用的书写障碍治疗方法。

一、拼字抄写治疗（anagram and copy treatment，ACT）

　　ACT 是针对词典—语义拼写通路的治疗方法。对于那些正字法表征受损及不能使用亚词典的患者，治疗目的可能是正字法输出心理词典中的具体表征。重建拼字法输出词汇中的特定表达，这种治疗常用语音韵性失写（phonological agraphia）或深层失写（deepagraphia）。由于这些患者也常有明显的失语症，项目特定的词汇拼写治疗可以用来改善一个词语的功能性书写，这样就可以辅助或代偿口语。

1. 发展

ACT 是由美国亚利桑那大学的 Beeson 等提出的，她首次用该方案描述了一个控制良好的病例，该病例的患者患有严重 Wernicke 失语症。她把此方案称为 ACT 治疗方案，该方案是以词—义路径单个字词书写认知模型为基础，可以对该方案做以下描述：在识别和辨认刺激后，书写单个字词的能力首先对储存在意义系统里的目标词汇进行概念化表征（如鱼—鳔、鳍、鳃、咸水、淡水、事物）。这些概念化表征启动输出词汇的词素，这是目标词（空间有序的字母串）学习拼写的长期存储。这些字母串的空间顺序组成了目标词的拼写形式，储存在词形输出缓存内，通过书写转换过程，转换成适当的物理字母代码。最后，目标词的书写程序就被激活了。Beeson 通过对书写表现的分析得出：书写系统的组成部分可能选择性的损坏。而且在她的研究中，也有对失写症书写系统特定组成部分进行针对性治疗的病例。Beeson 的 ACT 治疗方案针对单个字词拼写的字素水平进行，该方案旨在加强患者的书写表征能力。正因为如此，该方案的假设是患者词义系统、书写转换和书写系统都相对完整（如词汇知识的基础概念、把学习的拼写知识转化为字母代码的能力，以及书写字母的能力都完好无损）。Beeson 的研究对象是一个叫 ST 的患者，通过西方失语症成套测验的分测验测得，在听力理解和阅读理解中，ST 能较好地理解高频实词，这说明他的语义系统相对保留较好；也能正确抄写，说明他的书写运动系统完好；但延迟抄写单个字词的表现较差，说明他的词形缓存受损。由霍普金失写症测量方法测量单个字词书写时，ST 在书写对证命名和听写中表现极差，不能做出正确的反应，而且仅能写对一个词的开头字母。修订的韦氏记忆量表（WMS-R，Wechsler，1987）分测验——敲击广度测试和彩色版 RAVEN 推理测试，显示 ST 的书写系统轻微受损，但视觉图文匹配和韦氏记忆量表的数字记忆分测验中表现较好。基于 ST 的综合评估表现，Beeson（1999）得出了结论：ST 无法写出有意义的词语，可能是因为他对要求拼写的大部分词语的记忆减退或丧失；同时，"记住词形信息所需的短时记忆也很差"，但记忆非语言信息的能力相对较好。为达到功能性交流的目的，Beeson 决定从词汇层面单个字词的书写入手。她使用了一个提示等级结构，要求患者对目标词进行字母重组和抄写。因此，该方案被称作拼字和抄写治疗方案。听从了 ST 的妻子建议后，Beeson 采用了多基线治疗的方案，从潜在有用的词表中选取了一组常用名词和动词。在 ACT 疗法使用之前，要求 ST 对这些名词和动词的图片进行对证命名书写（得到基线分数），得到的分数与治疗中重复测试（即相同图片的对证书写命名）得到的准确分数进行对比。结果显示，该疗法效果显著。

2. 实施流程

治疗包括一个任务层级结构，通过排列打乱顺序的字母引出目标单词的正确拼写，然后重复抄写该单词。目的是强化该词语的正字法表征。可以将字母按单词的正确顺序排列并抄写后，还需要在没有任何提示的情况下，根据记忆再次正确的拼写。ACT 方法可作为家庭作业，由患者在家中完成（每天至少 30 分钟）。家庭作业常常会给患者一组词汇作为目标词，以线条图或照片的形式呈现，由患者完成抄写及命名书写。治疗时，治疗师向患者出示画有目标词（如"苹果"）的图片，并说"请写出这个物品的名称"或"请写一下'苹果'"。如果患者可以完成，则换另一个目标词。如患者不能完成，则要求患者将打乱顺序的构成单词的字母（72号字大小打印在硬纸板上）排列成单词。字母排列正确后用铅笔和纸继续抄写。如果排列错误，语言治疗师纠正排列，然后再反复抄写该词。一旦掌握拼字方法，那么就会加入一些干扰字母（一个辅音字母或一个元音字母）加大任务难度，然后又执行同样的拼词和抄写任务，在患者成功掌握拼词任务（并排除干扰字母），而且完成了指定的词汇抄写任务后，所有与目标词相关的提示都会被盖住或者去掉，并要求患者根据记忆写出目标词，这一记忆任务将不断重复，直到患者能3次独立正确拼写目标词为止。书写过程没有时间限制，患者可以自己检查并修改拼写错误。如果患者无法完成某一项任务，那么就会有另一项相对简单的任务，然后任务逐渐变难。练习过程中出现错误后，治疗师要给予反馈，同时要注意反复抄写目标词。对于汉语来说，也可以进行拼字回忆治疗，只是要将字母换成组成汉字的部件或笔画，训练可以先对结构简单的字进行练习。目前汉字方面的书写训练，尚无拼字方面的研究。

二、抄写回忆法（copy and recall treatment，CART）

CART也是一种以家庭作业为基础的词典拼写治疗。这种治疗要求患者反复抄写目标词，然后遮挡书面示例，并尝试回忆拼写来测试患者是否记住了这个词汇。在治疗过程中，要让患者学会如何完成家庭作业，并检查抄写的准确性。最初也是在Beeson

的研究中提出来的。在她的研究中，除了 ACT 的治疗外，ST 在家中也会练习抄写词语至少 20 遍，然后用书写对照图片命名测试他使用这些词语的能力，Beeson 把这称为抄写回忆治疗法（copy and recall treatment，CART）。十余次治疗（附加作业）后，ST 能够学会拼写治疗时的词语。但是通过全或无（0 或 1）的得分系统测试，这种情况并没有延展到未经训练的前测试词中。三个阶段的额外治疗显示：同样的项目治疗特异性效果即拼写能力的提高，仅仅体现在 ST 可以用来进行功能性交流的练习词语上。Beeson、Hirsch 和 Rewega（2002）还对 4 例慢性失语患者（病程 1～5 年）进行了研究。其中两例接受了 ACT 和 CART 的混合疗法，另外两例只接受了 CART 疗法。其中 3 例患者几乎没有口语和书面语交流的能力，另外 1 例患者能够进行口头交流，但是希望提高书面交流能力来收发电子邮件。两种治疗方案都成功提高了患者的书面交流能力。但是，与 Beeson 的 ST 案例一样，没有练习过的词语都没能得到泛化（由全 / 无评分系统测得）。由于 ACT 和 CART 的疗效仅仅体现在实践词上，因此在使用该疗法时，应使用个性化、功能性的词语，这一点似乎很重要。许多患者的语义知识部分保留，书面命名能力较差，但书写运动技巧良好。通过 Beeson 的疗法可以提高患者的拼写能力。有时，可将一组目标词设为 5 个，完成后换另外一组单词。对于能够进行复述的患者，在抄写的同时，也可以进行复述，以改善书面和口头命名，这就是改良的 CART。复述的示范可录在录像带上，或使用带录音功能的相册，或各种辅助沟通设备。患者接受培训，训练患者在完成家庭作业时，对每个目标词均进行口头复述和抄写。2 例中度失语症和严重拼写障碍的患者，通过这种 CART 加上重复治疗的书面和口头方式均获得了积极的改善。这种改良的 CART 训练（即 CART+ 复述）可改善中重度书写障碍患者的口语及书写，且对于语音能力部分保留的患者更有效，可以刺激书写及语音之间的联系。也就是说，该训练可以改善口语表达（说）和书写两种语言模式。

三、拼字抄写回忆治疗（anagramcopy and recall treatment，ACRT）

1.ACRT 的治疗目标

ACRT 是除了口语交流外的一种代偿方法：①缓解不能通过口语自我表达，却又需要或者想要进行交流之间的矛盾；②缓解拼写能力差却又需要或希望提高拼写能力之间的矛盾。对于口语交流对话和书写交流对话能力有限的失语症患者，基于 CART 提出的拼字抄写回忆治疗法（ACRT）可以提高他们的拼写能力，使他们能够以书写作为日常对话的手段，从而弥补他们的语言输出障碍。对于那些能够用口语进行交流，但是想要提高自身拼写能力的失语症患者来说，拼字、抄写、回忆治疗法能够强化这些日常的交流能力。ACRT 将 ACT 和 CART 有机结合起来，是目前使用较多的书写训练，近年的研究也证明两种治疗的联合应用可以取得良好的治疗效果。但也有研究表明书写训练虽然可以通过每天较短时间的练习让患者掌握目标词的书写，但这些成果没有泛化到日常生活中，即并没有增加患者使用书写进行交流的频率，也不能泛化到电子邮件的写作中。所以有必要继续研究如何能够在训练任务和日常交流之间产生联系，以使书写训练发挥理想的作用。

2.ACRT 的适应证

ACRT 治疗法的疗效体现在通过书写传达基本需求和消息的能力上。对以下特征的患者，该疗法有良好疗效：①中风引起的失语或者失写；②书写交流的能力严重受损；③书写运动技巧良好（能够正确抄写），如利手不能活动，乐意尝试使用非利手进行书写的患者；④图词匹配测试显示，单个字词的阅读理解良好；⑤通过书写某些目标名称或视觉呈现的测试项目的一些字母的能力显示，拥有单词形式的部分知识。

3.ACRT 的背景及理论依据

失语症状相关的潜在语言缺陷通常会影响口语输出和书写输出，如通常口语表达出现语法混乱的失语症患者，书写表达也会出现语法混乱。但是也存在例外，如一些患者尽管不能产出有意义的口语表达，却拥有词形的部分知识，这使得他们具有书写一些词语中部分字母的能力。还有一些轻度失语症患者，他们和口语表达受限的患者相同，尽管连一个单独的词都无法拼写，但是却具有一些词形知识，因此能够写出单个词中的一些字母。对于那些言语能力严重受损，但拼写能力残存的患者来说，文字或许是表达需求和思想的一种可靠方式。对于拼写能力严重受损的轻度失语患者来说，提高他们的书写能力能满足日常任务的需求，如列清单、做笔记、发邮件。本章介绍的拼写治疗法适合以下两种患者：一种是口语表达能力几乎全部丧失，书写可能成为其代偿交流方式的患者；另外一种是口语输出相对较好，但书面交流能力较差的患者。

如果重度失语症患者通过训练仍不能产出有意义的口语，

那么，他们就可能会用到沟通的其他模式，姿势、图画及书写都可以补充或替代言语。一般语言加工受损后，尝试用书面交流通常与口语表达的过程类似。但是，口语损伤和书面语损伤并不相同。如果词形表征较语音表征保留的更好，或者执行书写运动控制必要的外周加工较言语控制的加工更完整的话，那么，书写便优先于口语输出。图 3 的信息加工模型展示了书写单个词的加工过程。正常情况下，语义系统中的概念表征提供了提取词形输出心理词典中词形表征的通路，词形输出心理词典是拼写习得的长期记忆存储库。这些具有一定空间顺序的字母串先存放于词形输出缓存中，然后通过词形转换加工转化成恰当的字母编码。最后，激活恰当的书写运动程序，从而执行书写运动。因为全部的单词都是由其语义激活的，所以这一加工进程称为词汇 — 语义通路。

4.ACRT 训练材料

训练材料主要是治疗所需的目标词汇表。为了建立最初的词汇表，会让家庭成员思考并列出他们认为对患者最有用的词。然后根据这个列表，重新排列一下单词的顺序，字表的开头要求是最短、最符合拼写规范的单词（最好是规则词，比如 car、gas、Mary、swim、cry 等）。此外，列表中的单词最好是可以画出来的，对于大多数物品、动作和感觉，我们可以绘制简单的线条图来表达意思。对于人们的名字，尽管已经收集了一些可以使用的"名人脸"，但我们仍要求患者的家属（或者患者自己）给我们提供照片。演员、音乐家、政治家、电视人物等的照片有几个获取渠道，如书店里常见的周刊和图片明信片。需要注意的是，在治疗词汇表中不要出现任何波士顿命名测验（Bostonnamingtest，BNT）的测试项。通常，我们会继续从患者家人处搜集 ACRT 治疗需要的最理想词，这样我们就能断定究竟哪些词汇对患者而言是最为有用的。例如，我们从一位患者的丈夫那得知，他妻子接受了一段时间的 ACRT 治疗后，一天睡觉前给他留了一句"TAB"。第二天早上，患者意识到她当时留下那句话是想要丈夫记得清理她卧室的废纸。基于此，我们将"table"一词加入了治疗目标词汇表。我们有时可以从家庭成员处获知一些一般类别词（如影星、颜色），根据词长和拼写规则，我们能拾获一些目标词。

5. 实施流程

第四步拼写 / 书写错误的词用来布置家庭作业。至于家庭作业，我们会针对患者在第四步中拼写错误的词，给他们一些图片。每张图片的反面写有相应的目标词。我们也会给患者足够的稿纸练习，让他们反复练习，直到他 / 她仅看到图片便能写出那些词为止。每一部分训练的开始，拿患者练习用的词来测验他们能否通过书写对证命名。如果准确率没有到 85%（采用 0 ～ 5 分制），再次布置那组词给他们回家练习。具体步骤如下：①书写命名：呈现目标图片，引导患者"写下图片的名称"（注意：患者可以采用任何书写形式—印刷体、草书、大写体、小写体、混合体，只要求词具有可读性）。②拼写：随机呈现组成目标词的字母，并让患者"组合拼写（如 fish）"。如果三次抄写 / 书写单词都正确，则进行③；③有干扰项的拼写：随机呈现组成目标词的字母，另加两个合理的干扰字母或者患者拼写单词时初次尝试产生的错误字母。并让患者"组合拼写"。如果三次抄写 / 书写单词都正确，则进行④；④书面命名二次尝试：去除所有示范或提示，指着图片说"现在，请将这个的名称写出来"。此时，如患者仍然不能完成，则将这些不能写出的图片布置给患者当做家庭作业。

四、文本版 CART

既然书写训练对重度失语症患者有效，那么，如果使用手机打字发送消息的话，是不是可以取得同样的效果呢？有学者对 1 例布洛卡失语症患者进行研究，该患者为男性，31 岁，伴有重度言语失用，完全性失写，右侧偏瘫。使用多基线设计，对目标词进行单个词的再学习和记忆，使用两种治疗方法，即①传统的抄写回忆法（CART）手写训练；②使用可以单手操作的手机键盘打字新方法（即 CART 的文本版，简称 T-CART）。结果是应用两种训练方法后，患者的书写即口语命名均有明显改善，对于学习效果的保持，手写好于手机打字。但手机打字训练后的功能应用（即发消息）可以维持到治疗后 2 年。此结果表明使用手机键盘进行拼写训练可能会提高患者对拼写的认识，且可以提高患者的功能沟通技能。这说明，我们在训练中可以将手写同手机打字结合起来训练，并要求患者多多进行功能性的应用，以达到尽可能大、持续时间尽可能长的治疗效果。此外，利用辅助写作软件写邮件可以提高失语症患者的语言复杂性、信息长度，但仍需进一步研究。

综上所述，目前国内外对于书写治疗的研究并不多，可能更多地把注意力放在如何改善口语上。书写在日常生活中虽然应用不像口语那么多，但却可以作为口语的辅助或替代交流方式。

近期的研究认为对失语症患者进行分阶段的综合书写治疗，可以取得更好的康复效果。而目前，国内的书写治疗还只是简单的描画、抄写、命名书写、图画描述书写等。上述的拼字方法如何应用于汉语，以及是否有比较好的治疗效果，还需要进一步研究。

参考文献

1. Demarco AT，Wilson SM，Rising K，et al.The neural substrates of improved phonological processing following successful treatment in a case of phonological alexia and agraphia. Neurocase，2018，24（1）：31-40.

2. Beeson PM，Rising K，Demarco AT，et al. The nature and treatment of phonological text agraphia. Neuropsychol Rehabil，2016，28（4）：568-588.

3. Ball AL，De Riesthal M，Breeding VE，et al. Modified ACT and CART in severe aphasia. Aphasiology，2011，25（6-7）：836-848.

4. Krajenbrink T，Nickels L，Kohnen S. Generalisation after treatment of acquired spelling impairments：A review. Neuropsychol Rehabil，2015，25（4）：503-554.

5. Johnson JP，Ross K，Kiran S. Multi-step treatment for acquired alexia and agraphia（Part I）：efficacy，generalisation，and identification of beneficial treatment steps. Neuropsychol Rehabil，2019，29（4）：534-564.

6. Ross K，Johnson JP，Kiran S. Multi-step treatment for acquired alexia and agraphia（part II）：a dual-route error scoring system. Neuropsychol Rehabil，2019，29（4）：565-604.

7. Thiel L, Sage K, Conroy P. The role of learning in improving functional writing in stroke aphasia. Disabil Rehabil, 2016, 38 (21): 2122-2134.

8. Thiel L, Sage K, Conroy P. Promoting linguistic complexity, greater message length and ease of engagement in email writing in people with aphasia: initial evidence from a study utilizing assistive writing software. Int J Lang Commun Disord, 2017, 52 (1): 106-124.

9. Beeson PM, Bayley C, Shultz C, et al. Maximising recovery from aphasia with central and peripheral agraphia: The benefit of sequential treatments. Neuropsychol Rehabil, 2018, 3: 1-27.

（庞子建）

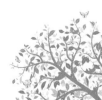

第十四章

旋律发音治疗中神经功能作用机制探讨

一、神经功能机制

1. 语言输出时大脑半球的角色

一般学说认为，旋律发音治疗（melodic intonation therapy，MIT）之所以起效，是因为右侧大脑半球参与了语言输出，起到了代偿性的作用。MIT 促使右侧大脑半球参与语言输出活动，代偿已受损的以左半球为基础的语言区。但有学说对右脑参与 MIT 的猜想提出异议。有研究结果支持了这一猜想，但另一些研究并没有发现 MIT 存在这一原理；还有一些研究者认为 MIT 反而促进了左脑病灶周围区域的激活。抛开这些研究使用了各自不同的功能成像技术等因素，至少可以从以下四个方面解释结果不一致的原因：

（1）治疗步骤的调整

有报道讨论了调整治疗步骤，可能会改变最初制定的治疗目标。而 MIT 升级版可能包含不同的大脑区域。事实上，MIT 使用左脑残留区域，即"促进了左脑病灶周围区域的激活"，这一观点并没有得到更多的印证。

（2）测试过程不完整

Belin 等学者选择了在语言测试中，效果较为明显的一组作为他们的研究数据。所有的比较检验都使用了前后测数据统计。而 Lain 等学者未获得治疗后的数据，只有前测的数据。在这两项研究中，大脑在语言输出时的激活模式在干预前后的区别并没有重点介绍。因此，得出的结论与治疗效果无法关联。

（3）接受暗示的主观性

Breier 等研究指出，语言输出有暗示的作用，由此可见，各研究中的功能成像模式都不尽相同。另一项研究使用词汇来判断输出的语汇任务，其余研究使用重述目标词汇或短语。在失语症患者个体使用中，治疗后的大脑双侧激活也因语言训练项目的差别而不一样。因此在使用不同脑成像模式对比这些研究时需要谨慎。

（4）个体差异

大脑双侧的激活与语言训练条目的相关性的研究中发现，个体差异是另一个影响因素。卒中后不同时间长短会导致这一差异。右脑激活与否与语言能力的提高的关系目前尚不清楚。Zipse 等近期报道了一个成功治疗的 Broca 区失语症患者，发现在最开始 40 次语言重述训练时右脑激活状态增加，然后又在接下来的

40 次治疗中倒退。这被解释为语言表达以 MIT 方式的自动化输出。卒中后大脑重塑的程度取决于受损的区域和程度。根据卒中后大脑代偿策略的分层化模式，右脑区域仅在左脑语言区域受损的情况下，代偿性的促进某些语言康复。

有两项文献一致报道，在静息状态下，正常说话时的右脑单侧被激活。正常健康人大部分显示的是左半球的活跃。Belin 等将这种激活模式解释为适应不良，而 Schlaug 等认为这是有益的皮层重塑。但是，对比 Broca 区失语症患者在旋律化语言与正常语言训练时观察到的左脑单侧激活模式后发现，这一对比支持了 MIT 当中旋律化语言起到的作用（音乐化旋律化的语言）。但是，虽然被试者在歌唱中比自然说话时说出了更多正确的词汇，但这一发现并没有验证音乐部分引导出更多右侧半球区域激活的观点。相反，当对比正常说话前后的反应时，发现右脑激活水平在增长。

有证据指出组块化（chunk）的表达语与右脑前额颞区、右侧基底神经节，甚至小脑有关联。虽然目前还无法对这些大脑关联得出确定的结论，但研究者仍然认为规定训练内容的口头语言重复性训练，能够促进塑造右脑特定的神经通路。至少理论上，前期歌唱的影像结果也可以从大量使用日常用语的公式化语言中得到验证。显然这需要在未来研究中引起更多的关注。

2．结论

大脑中究竟是哪一半球在 MIT 治疗机制中扮演重要角色，可以通过区分训练技术和治疗方案来更好的理解。这两种效果怎样互相作用还未可知，但可以对卒中后大脑重塑更大范围内的问题进行探索。截止到目前，MIT 前后测获取的大脑成像数据仅仅只有 12 个被试者（表 3）。9 例慢性失语且左脑大面积损伤的被试者在初始版 MIT 治疗后，其右脑激活水平及脑白质可塑性增加。但是 Schlaug 等认为使用右脑处理语言信息可能是这类患者唯一的选择。因此需要更多同类测量方法的功能性影像，来化解 MIT 治疗效果与大脑之间存在关联的争议。然而，这种争议无法掩盖 MIT 治疗机制在行为学层面的推测。

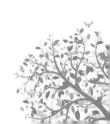

表 3 MIT 的影像学研究

作者	成像技术	MIT 版本（初版，TMR, 简化版或其他）	N	参与者的失语亚型	采集时间	成像模式（适用对比）	右侧和左侧大脑半球参与
Schlaug 等	fMRI	初版	2	慢性 Broca 失语	前后测	用正常的韵律或语调重复句子（正常的言语 vs. 沉默）	前测：右侧半球和左侧半球 前后测：较前测更多的右侧半球参与
Schlaug 等	DTI	初版	6	慢性 Broca 失语	前后测	不适用	前后测：右侧半球弓形束有可塑性
Laine 等	SPECT	初版	3	1 例慢性 Broca 失语；1 例慢性混合性非流畅性失语；1 例慢性 Wernicke 失语	前测	用正常的韵律或语调重复单词和句子（旋律化语言 vs. 正常语音）	Broca 失语患者左侧半球参与较右侧半球参与更多；混合性非流利性失语症患者混合侧位；Wernicke 失语患者无差异

续表

作者	成像技术	MIT版本（初版，TMR，简化版或其他）	N	参与者的失语亚型	采集时间	成像模式（适用对比）	右侧和左侧大脑半球参与
Belin 等	PET	TMR	7	2例慢性Broca失语 5例慢性经皮质性失语	后测	用正常韵律或语调重复句子（正常语音 vs. 沉默；语音调化语音 vs. 正常语音）	后测：右侧半球比左侧参与更多（正常语言 vs. 沉默）；左侧半球比右侧半球参与更多（与正常语音相比）
Sandt-Koenderman 等	fMRI	改编版	1	卒中后Broca失语亚急性期	前后测	非语言输入或口头输入 正常韵律执行词汇决策任务（正常语言 vs. 非语言；音调化语言 vs. 正常语音）	前后测：比预先更多 左语言 vs. 无语言）语言区别（语调异常 vs. 正常语音）

续表

作者	成像技术	MIT版本（初版，TMR，简化版或其他）	N	参与者的失语亚型	采集时间	成像模式（适用对比）	右侧和左侧大脑半球参与
Breier等	MEG	改编版	2	慢性混合性失语	前后测	隐蔽动作命名任务	前测：左侧半球比右侧半球参与更多；前后测：比前期更多左侧半球参与
Zipse等	fMRI和DTI	其他（原始MIT加其他两种技术）	1	慢性Broca失语	前后测	fMRI：重复句子，无论是正常的韵律还是音调化语言（正常的重复 vs. 沉默）；DTI：不适用	前测：右侧半球和左侧半球均参与；前后测：相对于前期右侧半球参与更多（fMRI）；右侧半球弓形束的可塑性（DTI）

二、旋律发音治疗中歌唱活动的作用机制

1. 歌唱的作用

将日常生活交流用语模拟为旋律，运用在 MIT 的语言表达训练技术中，使严重非流畅型失语的患者能够熟悉语言的表达，即使他们在其他情况下的语言输出极其困难，也可以做到说出，这是 MIT 技术最无可争议的一点。很多研究提出歌唱可以为失语症患者提供有效的发音途径。但是最近的量化研究发现，失语症患者在歌唱条件下，比正常说话时在词汇输出方面更有优势。因此这一观点遭到了质疑。有假设认为，患者高度熟悉歌曲的歌词，呈自然输出状态，相较于即时语言输出来说，是临床早期更好的口头输出。

一项关于失语症歌曲演唱训练效果的研究包括 8 例非流畅型失语症患者，在包含熟悉或非熟悉口头表达素材的重述训练中，考察正确说出的词汇数量。他们同样对比了歌唱或说话时的口头表达，以及与听觉模式同步或不同步等情形。结果显示歌唱与单独说话并没有显著差异，不论语言素材是否熟悉。研究中同时歌唱（也包括合唱、齐唱或重唱）是非流畅型失语症患者唯一出现有效词语输出的情况，这也是 MIT 最早的使用者教患者唱出旋律化的语言技术时，在临床训练中出现的最有效的情况。

2. 歌唱的相关证据

除了同时说话，有学者讨论了同时进行唱歌的对比。当词语被唱出来而不是说出时，可能会变得更容易促进听觉刺激中的同步模仿能力。因为在节奏中，演唱歌词比说词语更平常，而时间

161

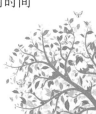

规律化，有利于更好的同步。但因为刺激源是从自然歌唱或自然语言表达中提取的，音节时长在这项研究中没有被控制。歌唱的音节时长几乎是说话音节时长的一倍。最终合唱的优势可能实际上取决于音节时长的不同。Stah 的研究也证实了这一点。在一组对 17 例非流畅型失语症患者的研究中，控制音节的时长后，没有发现合唱比同时说话有更大的效果。

Racette 等在讨论了以上研究结果之后发现，小组演唱歌曲比单独演唱能够更好地促进语言表达。因此得出结论，在同组歌唱模式的引导下，记忆相关训练负荷减轻，并且能够更好地促进语言表达。原因可能是因为小组唱歌几乎激活了镜像神经元系统，听觉运动相互作用参与其中，因此对运动语言皮层的输出表现有积极的影响。这两项研究不约而同地认为，语言中的概念与行为、音乐有直接相关性。

三、旋律化语言中节奏和音高的作用

1. 节奏的作用

很多研究都试图找出 MIT 主要训练步骤中音高和节奏部分的作用。有研究发现，MIT 中目标语言的输出是被节奏而不是音高所训练。Stahl 等学者发现，在一般情况下，失语症患者歌唱并不会比节奏化语言表达获益更多。此外，节奏引导训练对基底神经节损伤的患者较为有效。基底神经节受损是 Broca 区失语症患者最常见的情况。而且节奏化对语言表达的改善作用在没有手敲节奏（tapping）的情况下反而提高了。而且，这一项行为影响了某些案例语言表达的即时训练效果。此外还发现，大面积基底神经节受损患者在节奏引导下会产生更多正确的音节。因此，非流畅型失语症患者的提高可能很大程度上依赖于节奏引导，但是触觉引导模式并不是必需的。

2. 音高与音节的作用

有学者认为有重音的语言（如英语、德语）有清楚的重音模式，而音节语言（如法语）没有。音节语言由音节组成时长几乎相同。从一方面来说，失语症患者在说音节语言时可能从说话时相邻的节奏化元素中获益，因为节奏突出可以帮助患者在音节、词汇中进行分割。

在法语和意大利语的 MIT 中（图6），旋律化短句在旋律节奏中以自然、设定的重音表达出来。陈述句与音节、词语（功能性词汇）相关联，一般正常语言中的弱音节，而且经常在失语症患者语言表达时被略掉。这些重音可以帮助失语症患者在旋律化句子中更好表达这些词语。从另一方面来看，母语为重音语言的患者可以从说话中的邻近节奏元素中获益，因为重音能帮助强调语言自然的节奏模式。患者可以重获更多的自然韵律，自然韵律在非流畅型失语症患者语言表达中经常被失用症状所打断。这些不同的效应有待进一步研究。

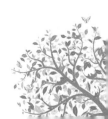

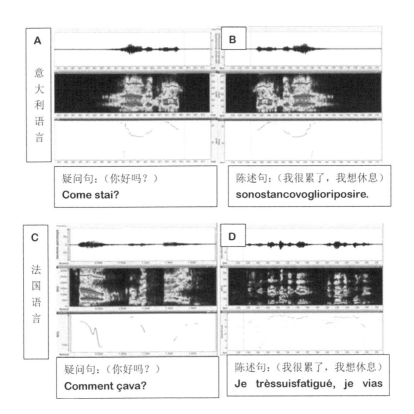

图 6　法语和意大利语的 MIT（彩图见彩插 6）

　　最后，另一个重要方面是歌唱比自然说话更能放缓发音速度。事实上，歌唱和旋律化的引导对语言运动障碍的患者来说，在放慢其构音速度方面有非常相似的效果。有多项研究认为，更长的音节时长对语言输出有积极效果。不论是歌唱还是韵律化节奏的使用都能减缓节奏输出，因此，从音节时长效应中也可以得出旋律化语言技术的训练效果。

四、MIT 中音乐对语言康复的临床效果

1. 长期研究

只有 2 项长期研究认为音高和节奏有着不同的效果。二者都使用了 MIT 升级版（如一定量句子的密集训练）。Wilson 等结合 KL 使用了严格的个案研究设计，先使用传统旋律音调和敲打节奏的方式进行了一组 10 个句子的训练，第二组句子使用节奏化的方式但是没有音高变化。第三组（控制组）没有接受训练。一周后，被试者在回忆和输出训练句子方面比对照组有显著提高。治疗结束后仅仅五周，变化明显的一组结合节奏产生了更加持久的效果。根据研究者的观点，这种练习方式可能促进了更有效的记忆存储或触及受训练的短语。但是，他们招募的患者是有着丰富经验的音乐家，因此无法确认这一项发现是否能泛化到更大的临床人群中。

2. 分组研究

在一项非音乐背景的小组研究中，Stahl 等分别在 5 名被试者身上通过 15 个相似的句子对比了音乐化训练、节奏训练，以及只接受传统语言治疗（对照组）的效果。他们发现接受规定训练条目的两组被试者有更明显的提高。没有发现以组为单位的被试者在治疗后与治疗 3 个月后有明显差别。这一结果为节奏可能是 MIT 升级版治疗关键部分的假设提供了证据。对比 Wilson 等的案例研究，音高变化并没有为这一组患者附加任何临床效果。因此，音高变化或许仅仅对有较强音乐背景的患者有维持治疗效果的作用。这一点需要在未来的研究中引起更多的关注。在两项研究中，没有发现未受训练短语明显的转化效果，但是患者短期

内受训练短语有显著进步，这为 MIT 升级版可以作为有些失语症患者治疗选择的推测提供了支持。

总的来说，节奏部分是旋律化语言提高即时训练效果的关键因素，同样也在 MIT 升级版的治疗方案效果上有重要作用。音高的部分可能维持了 MIT 升级版中训练素材的治疗效果，但是这种效果依赖于患者的音乐背景。这回应了语言运动康复的问题：有些训练方法能在训练当中提高患者表现，但患者不能长期维持所习得的技术，反之亦然。节奏相对的治疗效果及音高变化依然需要在语言康复治疗中使用原始版 MIT 进行检测。截止目前，使用原始版 MIT 长期治疗进行控制的干预对比还没有探讨过这个问题。在这些研究中，控制干预与 MIT 不同的是二者的节奏和音高部分。未来对原始版 MIT 的研究可以从歌唱、节奏化语言及MIT 其他治疗元素的角度控制干预条件。

五、MIT 针对语言失用症的作用

文献中很少提到的问题是为什么 MIT 对 Broca 区失语症患者的语言输出特别有效，但对其他失语症状却并没有。Broca 区失语症患者的口头表达具有名词命名遗忘（词语提取困难）、语法错乱（如语法、句法缺失），以及语言失用症（AOS，一种语言运动障碍影响语言动作的规划和执行）。然而，语法错乱及 AOS是临床中区分 Broca 区失语与其他失语的主要特征。MIT 对于语法错乱的治疗效果欠佳。因此，我们推测 MIT 也可能是针对AOS 的。如果 MIT 主要对 Broca 区失语症症状的 AOS 方面有效，那么它可以用于语言运动功能障碍的治疗，而不是严格意义上的语言治疗。

即使研究显示经 MIT 治疗后语言能力标准化测验成绩提高，但它并不是因全面的语言能力提高，而是减少了 Broca 区失语症的 AOS 症状，从而使语言表达能力更容易被展示出来。比如，Broca 区失语症患者可能因为无法提取词语（命名障碍）而无法通过说出图片名称的测试，或者因为他们即使知道这个词也无法说出正确的词汇。AOS 可以被失语症所掩盖。虽然临床工作者使用他们的临床判断来区分两种不同的情况，AOS 并没有失语症中那么多语言缺陷，而且缺乏区分这两者的可靠评估工具。因此，MIT 后标准化测验分数的提高或许只是因为语言运动功能得到了提高。

大量针对 AOS 的治疗方法都建议其治疗能结合旋律化语言治疗。包括歌唱、手打节奏配合词语或句子表达、通过鼓励长期语言输出控制语速，要么单独进行，或与节拍器同步，或者使用节奏序列配合正常句子的节奏。虽然歌唱、手打节奏、同步或节奏化及语言速度控制都包含在 MIT 中，但还没有被验证为 AOS 有效的治疗手段。我们相信这一问题值得进一步研究。使用最前沿的技术来研究语言运动功能损伤，未来的研究可以在对 Broca 区失语症患者的旋律化语言治疗中更深入的探讨这个问题。

六、总结

通过研究可以得出 MIT 在临床中对失语症患者具有重要作用。使用歌唱作为语言训练技术的治疗方案并不仅在 MIT 中。在那些 MIT 治疗方案中，我们根据不同的治疗目标从原始版 MIT、法语 MIT、MIT 升级版三个方面来区分它们。最初版本的 MIT 是通过功能性的语言重塑输出语言。MIT 的改编版，比如法语 MIT 的训练是在语言困难患者中使用训练技术，而 MIT 升级版可以帮助最严重的表达障碍患者说出一定数量有用、预先设计好的短语。

机制作用取决于治疗方法。未来的研究可能更清楚的显示一个技术训练的即时效果和一个方法治疗的长期效果。然而，与 MIT 治疗效果相连的语言康复区域，即使最浅显的大脑边侧目前仍然不为人所知。将节奏和音高变化结合似乎是原始版 MIT 的关键，但是节奏和音高在 MIT 治疗效果中的相对作用还没有被验证。MIT 治疗的其他组成部分也可能对语言或讲话能力康复有显著影响，尤其是在 MIT 升级版中。这一切都值得进一步研究，从而提高临床不同非流畅型失语症患者的语言康复治疗效果。

虽然 MIT 是 Broca 区失语症患者的语言治疗手段，它也可能对失语症状中的语言运动缺陷起作用。在未来可以做更细致的探讨。

参考文献

1. Zipse L，Norton A，Marchina S，et al. When right is all that is left：plasticity of right-hemisphere tracts in a young aphasic patient. Ann NY AcadSci，2012，1252（1）：237-45.

2. Breier JI，Randle S，Maher LM，et al. Changes in maps of language activity activation following melodic intonation therapy using magnetoencephalography：two case studies. J Clin Exp Neuropsychol，2010，32（3）：309-314.

3. Sandt-Koenderman M，Smits M，van der Meulen I，et al. A case study of melodic intonation therapy（MIT）in the subacute stage of aphasia：early re-reactivation of left hemisphere structures. Procedia Soc Behav Sci，2010，6：241-243.

4. Anglade C, Thiel A, Ansaldo AI, et al. The complementary role of the cerebral hemispheres in recovery from aphasia after stroke: a critical review of literature. Brain Inj, 2014, 28（2）：138-145.

5. Stahl B, Henseler I, Turner R, et al. How to engage the right brain hemisphere in aphasics without even singing: evidence for two paths of speech recovery. Front Hum Neurosci, 2013, 7：35.

6. Stahl B, Kotz SA, Henseler I, et al. Rhythm in disguise: why singing may not hold the key to recovery from aphasia. Brain,2011,134(10): 3083-3093.

7. Zumbansen A, Pertez I, Hebert S. Melodicintonation therapy: back to basics for future research.Front Neurol, 2014, 5：7.

8. Hough MS. Melodic intonation therapy and aphasia: another variation on a theme. Aphasiology, 2010, 24（6-8）：775-786.

9. Cortese M, Riganello F, Arcuri F. Rehabilitation of aphasia: application of melodic rhythmic therapy to Italinalanguage. Front Hum Neurosci, 2015, 9：520.

10. Meulen I, Sandt-Koenderman WM, Heijenbrok-KaI MH. The Efficacy and Timing of Melodic Intonation Therapy in Subacute Aphasia. Neurorehabil Neural Repair. 2014 , 28（6）：536-44.

11. Duffy JR. Motor Speech Disorders: Substrates, Differential Diagnosis, and Management. 3rd ed. Saint-Louis: Mosby, 2012.

（张晓颖 宋鲁平）

169

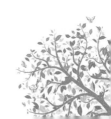

第十五章

卒中后非流畅性失语症
旋律发音治疗的
文献回顾和未来展望

一、概述

旋律发音治疗（melodic intonation therapy，MIT）是一种被语言治疗师在语言输出障碍患者康复中使用的治疗方法。在 MIT 第一级当中，音乐部分被用来促进口头语言的表达。也就是说，治疗师让患者用类似歌唱的方式强化字词的自然韵律（音高的变化和节奏特征），说出每天的句子，同时用左手敲打每一个音节的节奏。MIT 最初的使用是基于定位在右脑的音乐区语言输出代偿能力，因此可以在左脑受损的语言区域起到镜像代偿作用。有报道称左手参与能够辅助旋律化语言，激活右脑相关区域的语言能力。这个治疗方法在它的使用手册和视频中有详细说明。美国神经学会将 MIT 评定为对符合 Broca 型失语的脑损伤患者有潜在疗效的治疗方法。

由于 MIT 是语言治疗中最有效的疗法之一，尤其适合用于科学研究。尽管离第一版 MIT 发行到现在已经 40 年了，系统文献综述依然质疑 MIT 效度研究的质量太低，并且对其治疗机制提出了很多疑问。事实上，除了音调化语言以外，MIT 还包含了各种其他治疗技术（如节奏化语言、听觉视觉引导、模式化表达的输出），使对 MIT 效果机制的研究更具挑战性。

MIT 的定义文献中并没有一致看法，有时候会被简化为音调化语言促进技术（intoned-speech facilitation technique）而不是完整的治疗，如同将处方描述为成分之一。也因此，MIT 治疗方式差异很大。而且，区分这一技术对语言准确度的即时效果和对语言康复的长期效果非常重要。既往文献中未涉及对最初 MIT 步骤的讨论；综合考虑 MIT 的机制，本文提出更有效了解这些机制的新研究方法。

二、初版 MIT

1. 最初版本 MIT 的治疗目标

旋律音调治疗被用于提高命名性语言（propositional language），或者人们日常生活所需的自发性语言或受控制的语言输出。命名性语言需要通过音系、形态，以及语法规则并结合短语来设计结构。它与日常生活中也经常用到的非命名性语言不同，非命名性语言是指已经设计好的，大量重复性的语言储备（如成语、谚语或歌曲里用到的更长语句）。这种非自发性语言相对来说在 Broca

型失语症患者中有所保留。MIT 使用日常语句，因此它使用的部分语言材料来自经常被使用的组块化的语言句子(如"早上好""你好吗?")，以及句子主干(如"我是""我想")，尤其是在 MIT 第一级别的训练中。模式化表达与语言治疗密切相关，因为它在日常生活用语中占据很大比例。而且这一语言材料可能使患者在治疗中保持较高的积极性，因为它比命题短语更容易掌握。总的来说，虽然 MIT 的目标始终是提高命题性语言能力，但是它依然需要同时使用模式化语言和非模式化语言材料。然而，我们依然不清楚模式化口头语言的训练如何最终提高命题性语言能力。

因为 MIT 的目标是提高自发性语言能力，美国神经学会 (American Academy of Neurology) 鼓励效度研究 MIT 对未受训练的语句、标准化语言测试，以及即时连贯用语等方面的提高效果。最理想的是，语言评估能足够敏感地评估到即时会话中定型的语言模板。

2.MIT 最初版本治疗方案的合理性

最早版本 MIT 是因为观察到失语症患者能够唱熟悉的歌曲而制定的，但是基于这个活动的治疗方法对命题性语言功能却并没有提高效果。有学者猜想右脑中音乐信息处理区域在受到合适刺激的情况下能够承担受损左脑区域的功能。从行为层面来看，就是指患者能够通过歌唱习得一种新的永久语言表达方式。

MIT 引导患者逐步利用这种语言表达的新方式。在第一个级别，患者使用一种名为"音调化语言 (intoned speech)"的治疗技术学习日常用语。旋律化的语言，是延长了日常语言表达的音高和节奏而产生的。说话产生的不同音高简化为两个基本音高，即两个通常为三度到四度的音符。高音用在强调音节上，而低音用在弱音节上。正常表达的语速也通过音乐的方式旋律化：速度变慢，节奏模式简化为 1/4 拍和八分音符，强调音的音量提高。

因为患者学习了新的说话方式，而不是学习一堆句子，口头表达的训练材料必须是可复制性、多样化、使用过的，避免使用刻板记忆。治疗频率可以设置为高频率治疗，持续 3～6 周。口头语言的材料是一步步制定的，使用左手敲打节奏伴随音调化语言刺激右脑。过程由最初级（如发音时融入治疗师的音调）过渡到自发性语言（如回答问题）。当患者能主导大量音调化语言时，就进入最后一个步骤，即患者逐渐学习去掉语言表达中音乐化的部分。在这一步，治疗师采用另一种称为"诵唱（sprechgesang）"的训练技术。诵唱和音调化语言有着同样的语调特征，但是有更多音高的即兴变化，比歌唱更接近于说话。因此，诵唱介于歌唱和说话之间。

三、MIT 发展版及其效果研究的影响

1. 音调化语言表达技术与 MIT 治疗

音调化语言是 MIT 中最主要的训练技术。Sparks 研究团队对它进行了大量的解说，帮助临床工作者使用 MIT 疗法。因为 MIT 有时候被简化为音调语言技术而不是一个整体的治疗方案，二者并没有被明显区分开来。语言治疗师使用不同技术训练语言表达，比如音位引导、语义引导、同步语言模仿，以及发音动作练习（如唇读）。训练技术的效果很大程度取决于促进性条件。在语言治疗中实施的治疗方案是完成训练语言条目的治疗计划。与促进性技术不同，治疗效果能根据测量从康复时间上显示出来。

MIT 结合了多种康复技术，包括音调化语言、诵唱（如强调旋律式说话方式）、与治疗师同步表达、唇读。虽然音调化语言表达是最主要的康复技术，但也可以应用在其他治疗项目中，针对不同目标、理论和方案设计来使用。有报道陈述了一些不同版本的 MIT 治疗方案及康复技巧。

2. 系统评价对 MIT 改编版的分析

Zumbansen 等从近期发布的两篇系统评价文献中，总共回顾了 14 篇（表 4）MIT 效度研究，发现所有的治疗计划有两个共同特征。第一，他们都引导患者在旋律的基础上说话。第二，从最结构化、辅助化的治疗阶段到更自发性的语言表达，都有语言输出能力的提高。这其中包括同步，同步结合渐退、即时重复、延迟重复，以及回答问题。然而，14 篇发表文献中，仅有 5 篇符合 MIT 治疗目标和原理。

表 4 系统回顾中 MIT 方案的特征总结

作者和MIT版本（初版，TMR，改编版或其他）	N	语言材料	主要结果	时间表	语调项目	敲打
Bonakdarpour 等 (15)，初版	7	大量语句	标准语言测试成绩；连贯的语音分析	每周 3～4 天，超过 4 周；初版 MIT	夸张的正常韵律	左手敲打
Naeser and Helm-Estabrooks (16)，初版	8	大量语句	标准语言测试成绩	超过 1～8 周；初版 MIT	夸张的正常韵律	左手敲打
Schlaug 等 (17)，初版	2	大量语句	标准语言测试成绩；连贯的语音分析	90 分钟，每周 5 天，超过 8 周；初版 MIT	夸张的正常韵律	左手敲打
Schlaug 等 (18)，初版	6	大量语句	标准语言测试成绩；连贯的语音分析	75 次治疗；初版 MIT	夸张的正常韵律	左手敲打
Sparks 等 (2)，初版	8	大量语句	标准语言测试成绩；连贯的语音分析	超过 3 月；初版 MIT	夸张的正常韵律	左手敲打

175

续表

作者和MIT版本（初版，TMR，改编版或其他）	N	语言材料	主要结果	时间表	语调项目	敲打
Belin 等 (19)，TMR	7	大量语句	标准语言测试成绩	超过37～42个月；没有恢复正常的讲话	夸张的正常韵律但对遗漏的单词人为强调（高音）	敲打（身体的任何部位）
Baker (20)，改编版	2	有限的语句	回忆起句数	30分钟，每周3～8次，超过4～27个月；没有恢复正常的讲话	特殊的音乐线和伴奏每个受训句子（助记符提示）	没有敲打
Goldfarb and Bader (21)，改编版	1	有限的语句	对所训练语句的理解度	60分钟，每周7天；恢复正常的讲话	夸张的正常韵律	左手敲打
Hough (22)，改编版	1	有限的语句	对所训练语句的理解度	每周3天，超过8周；没有恢复正常的讲话	夸张的正常韵律	没有敲打

续表

作者和MIT版本（初版，TMR，改编版或其他）	N	语言材料	主要结果	时间表	语调项目	敲打
Springer 等 (23)，改编版	12	使用Wh-开始的问题和介词的有限的语句	在未经训练的句子中使用Wh-开始的问题和介词	60分钟，3～4天/周，超过2周；MIT的促进技术用于不同的治疗方案	夸张的正常韵律	手敲打（没有更精确的信息）
Wilson 等 (24)，改编版	1	有限的语句	对所训练语句的理解度	2天/周，超过4周；没有恢复正常的讲话	夸张的正常韵律	左手敲打
Buttet and Aubert (25)，其他	7	大量语句	命题语言的临床判断	4/5天，超过2-8个月；MIT的促进技术用于不同治疗方案	夸张的正常韵律	左手敲打

177

续表

作者和MIT版本(初版,TMR,改编版或其他)	N	语言材料	主要结果	时间表	语调项目	敲打
Marshall and Holtzapple (26),其他	2	由冗余部分和各种核心词组成的大量句子	标准语言测试成绩	60分钟,每周3天,超过3个月;没有恢复正常的讲话	夸张的正常韵律	手敲打(没有更精确的信息)
Popovici等(27),其他	80+(80对照)	大量语句	标准语言测试成绩	60~120分钟,7天/周,2~4周;没有恢复正常的讲话	夸张的正常韵律	手敲打(没有更精确的信息)

在另外两项研究中，除了其他与原始 MIT 完全不同的技术以外，只有音调化技术有立即的训练效果，即建立音调化素材。在 MIT 中，句子被赋予了旋律，它包含对正常说话音高的夸张化，音乐的质量直接取决于主要的主干音，因为它能激活具有语言能力的右脑音乐区域。然而，在法语 MIT 歌唱素材中，有些典型的没有语调的词汇在旋律中被有意识的强调，因为他们经常在失语症语言表达中被去掉（功能性词汇，如冠词和介词）。根据 Van Eeckhout 和 Bhatt 的研究，因为音调化素材的建立基于语言而不是音乐的标准，这种背离初始版本 MIT 原理——旋律部分在口头语言交流中扮演重要角色，集中关注语言的旋律部分能够减少患者现有的语言功能缺陷。

另一个版本的 MIT 中，每一个训练短语都使用更加复杂的旋律，而不是典型的双音高旋律化音调来演唱，治疗师使用乐器来创造和声。音乐元素是帮助记忆，引导患者说出训练的句子，而不是像原始版本 MIT 那样泛泛的促进口头表达。

敲打（tapping），初始版 MIT 为使右脑参与到治疗过程中，使用左手敲打节奏。然而，敲打并不包含在两项研究，另外 3 篇发表文献也没有描述使用哪只手敲打节奏。除了左手以外，法语 MIT 也允许使用身体其他部位，但对方案的这种修改没有考虑大脑半球对治疗效果的主导作用。

四、总结及展望

即使被归类到了 Broca 失语症中，大部分改编版 MIT 根据失语症患者临床背景及个体化差异进行了的调整。事实上，初始 MIT 的创建者鼓励临床工作者调整治疗方案从而满足各个患者的需求。但是以上列出的改编都有基本的治疗准则。两项主要的MIT改编版本可以通过他们的治疗目标来识别：改编版 MIT 及法语 MIT。不同于学习心得语言表达方式，MIT 升级版训练患者产生一定量的句子，而法语 MIT 训练患者在需要时大量使用促进技术。因此，对改编版 MIT 的效果研究不能仅仅作为 MIT 有效的证据。截至目前为止，初始版 MIT 显示了对 Broca 失语最好的治疗结果，但是只有 5 项临床试验总共 31 名被试者的研究支持这一结果。两项随机对照临床试验目前正在美国和荷兰进行，希望能为 MIT 效果提供更加有力的支持。但是，至少部分步骤（如仅是语言节奏而非旋律化语言，建立起的音高化素材，也不使用左手拍打）同样与原始版 MIT 的原理有相关性。至少从理论上，这些步骤可以对 MIT 语言康复治疗机制上产生影响。

参考文献

1. Albert ML，Sparks RW，Helm NA. Melodic intonation therapy for aphasia. Arch Neurol，1973，29：130-131.

2. Sparks RW，Helm NA，Albert ML. Aphasiarehabilitationresultingfr ommelodic intonation therapy. Cortex，1974，10：303-316.

3. Helm-Estabrooks NA. Exploiting the right hemisphere for language rehabilitation：melodicintonationtherapy.In：Perecman E，editor.Cognitive Processingin the Right Hemisphere. New York：Academic Press，1983：229-240.

4. Helm-Estabrooks NA，Albert ML.Manual of aphasia and aphasia therapy.Austin：Pro-Ed，2004.

5. Helm-Estabrooks NA, Nicholas M, Morgan A. melodicintonation therapy program. Austin: Pro-Ed, 1989.

6. Lippincott WW. Assessment: melodic intonation therapy. Neurology, 1994, 44: 566-568.

7. Hurkmans J, de Bruijn M, Boonstra AM, et al. Music in the treatment of neurological language and speech disorders: a systematic review. Aphasiology, 2012, 26（1）: 1-19.

8. Meulen I, Sandt-Koenderman ME, Ribbers GM, et al.Melodic intonation therapy: present controversies and future opportunities. Arch Phys Med Rehabil, 2012, 93（1）: S46-S52.

9. Jackson JH. On affections of speech from disease of the brain. Brain, 1878, 1: 304-330.

10. Van Lancker-Sidtis D, Rallon G. Tracking the incidence of formulaic expressions in everyday speech: methods for classfication and verfication. Language Communication, 2004, 24（3）: 207-240.

11. Sparks RW. Melodic intonation therapy. Language Intervention Strategies in Aphasia and Related Neurogenic Communication Disorders. Baltimore: Lippincott Williams &Wilkins, 2008: 837-851.

12. Sparks RW, Holland AL. Method: melodic intonation therapy for aphasia. J Speech Hear Disord, 1976, 41: 287-297.

13. Bonakdarpour B, Eftekharzadeh A, Ashayeri H. Melodic intonation therapy in persian aphasic patients.Aphasiology, 2013, 17: 75-95.

14. Naeser MA, Helm-Estabrooks NA.CT scan lesion localization and response to melodic intonation therapy with nonfluent aphasia cases. Cortex, 1985, 21: 203-223.

15. Schlaug G, Marchina S, Norton A. From singing to speaking: why singing may leadtorecoveryofexpressivelanguagefunctioninpatientswithB roca' saphasia.Music Percept, 2008, 25 (4) : 315-323.

16. Schlaug G, Marchina S, Norton A. Evidenceforplasticityinwhite mattertractsof chronic aphasic patients undergoing intense intonation-based speech therapy. Ann NY AcadSci, 2009, 1169: 385-394.

17. Springer L, Willmes K, Haag E.Training in the use of wh-questions and prepositionsindialogues: acomparisonof twodifferentapproachesinaphasi atherapy.Aphasiology, 1993, 7 (3) : 251-270.

18. Buttet J, Aubert C.Lathérapieparl' intonationmélodique.Rev Med Suisse Romande, 1980, 100: 195-199.

19. Van Eeckhout P, Bhatt P. Rythme, intonation, accentuation: la rééducationdes aphasies non-fluentessévères.Rééduc Orthophonique, 1984, 22: 311-327.

20. Goldfarb R, Bader E.Espousing melodic intonation therapy in aphasia rehabilitation: a case study. Int J Rehabil Res.1979, 2(3):333-42.

21. Marshall N, Holtzapple P.Melodic intonation therapy: variations on a theme. ClinicalAphasiology: Proceedings of the Conference 1976. Minneapolis: BRK Publishers, 1976: 115-141.

22. Popovici M, Mihailescu L, Voinescu I. Melodic intonation in the rehabilitation of Romanian aphasics with bucco-lingual apraxia.Rom J Neurol Psychiatry.1992, 30 (2) : 99-113.

23. Buttet J, Aubert C. Lathérapieparl' intonationmélodique. Rev Med Suisse Romande, 1980, 100: 195-199.

24. Van Eeckhout P, Bhatt P. Rythme, intonation, accentuation: la rééducation des aphasies non-fluentessévères. Rééduc Orthophonique 1984, 22: 311-27.

25. Schlaug G, Norton A. Melodic-Intonation-Therapy and Speech-Repetition Therapy for Patients with Non-Fluent Aphasia. 2011.

26. Meulen I, Sandt-Koenderman WM, Heijenbrok-KaI MH. The Efficacy and Timing of Melodic Intonation Therapy in Subacute Aphasia. Neurorehabil Neural Repair. 2014, 28(6): 536-44.

27. Zumbansen A, Peretz I, Hebert S. Melodic intonation therapy back to basics for future research.Front Neurol, 2014, 5: 7.

（张晓颖　宋鲁平）

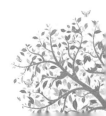

第十六章

认知神经心理学、多模态影像融合及深度学习在失语症方面的应用

卒中后失语症系优势半球内语言功能相关脑组织受累所致，进而出现相应的语言加工障碍，如听理解障碍、复述障碍、命名障碍、阅读障碍及书写障碍等，患者丧失正常交流能力，且常合并孤独、抑郁等心理问题。《中国脑卒中防治报告 2017》调查结果显示，脑卒中是我国第一位死亡原因。目前，我国现有卒中患者约 7000 万人，卒中后失语症发生率为 28% ～ 42.4%，给家庭和社会带来沉重的负担。

长期以来，国内外失语症的分类主要依赖于经典的 Wernicke-Lichtheim 模型及各种失语症量表的评估。传统观念认为，病灶部位是预测失语症类型的重要因素，借助目前常用的失语症量表，如西方失语成套测验（Western aphasia battery，WAB）、汉语失语成套测验（aphasia batteryof Chinese，ABC）等，可进一步将失语症划分为运动性失语、感觉性失语、传导性失语、命名性失语、

完全性失语、经皮质失语等类型。但是，随着神经心理学及影像学技术的不断发展，许多研究证实，上述经典模型过度简化了语言加工的相关脑区，语言的加工过程可涉及广泛的皮层及皮层下结构。而目前常用的失语症量表，除了具有主观性强、耗时长、易受患者文化程度影响等缺点，更不能全面反映脑损伤后语言加工的病理生理学特点，无法满足个体化精准医疗的需求。因此，如何充分了解汉语失语症患者的神经心理学及影像学特点，分析挖掘个体差异性，最大程度明确不同患者失语症产生的本质，日益成为当前研究的重点和前沿问题。而近年来逐渐发展起来的深度学习等方法，为上述问题的解决提供了可能，因此，本文就近年来认知神经心理学、多模态影像融合及深度学习在失语症的研究及应用进行综述。

一、认知神经心理学在失语症测评中的应用

认知神经心理学（cognitive neuropsychology，CNP）以认知能力异常者为研究对象，通过他们选择性损伤和保留的认知环节来推知人类正常的认知结构和加工方式。其最基本的观点是模块化观点，它将人脑与计算机进行类比，认为人类的认知过程是由一系列相对独立的成分协同完成的。CNP的语言认知加工模型在了解正常语言功能及失语症语言障碍方面具有很大优势。根据最新的神经心理学理论，语言加工可以分为语音/图形/字形输入、语音/文字识别、语义加工、语音/书写输出等多个环节。

早在20世纪60年代，Luria基于经典的病变—行为模型，认为失语症的不同类型是由语言模块间的不同联系障碍所致，进而开发出了Luria-Nebraska神经心理学量表，该量表通过测试复

杂活动及不同反应类型、刺激呈现的频率及方式等评估患者的语言损伤特点，可满足患者的个体化需求，但因其需要丰富的经验而限制了其发展。1972 年，Goodglass 等开发了波士顿诊断性失语症检查（Boston diagnostic aphasia examination，BDAE），它通过语音特征评定量表（rating scale of speech characteristics，RSSC）和失语症严重等级量表（aphasia severity rating scale，ASRS）评估语言的流畅性及损伤严重程度。通过波士顿失语症分类系统将失语症分为运动性、感觉性、传导性、完全性、命名性、经皮质运动性、经皮质感觉性及经皮质混合性失语 8 种失语综合征。1982 年，Kertesz 又提出了西部失语成套测验（Western aphasia battery，WAB）反映失语症严重程度并对失语症进行分类。然而这些量表虽可以深入了解语言模式的完整性，但却无法区分不同语言水平的缺陷（如语义、语音或语法）。

20 世纪 70 年代起，CNP 得到了进一步发展，更多更为精细的神经心理学测验开始用于分析语言信息在人脑中的表征（存储）及加工特点，对失语症的评估也已经远远超出了传统经典分类，越来越多的研究深入到语言加工障碍机制水平，重视揭示失语症患者语言加工过程中语言损害的具体特点，侧重于语言功能模块化。失语症语言加工心理学评估（psycholinguistic assessment of language processing inaphasia，PALPA）及综合失语症测试（comprehensive aphasia test，CAT）都是在模块化语言加工模型基础上建立的。PALPA 是一种精心设计的假设驱动语言量表，其主要优点是专注于语言加工过程中的障碍点，而非失语综合征判定。CAT 是在当前语言和心理学理论的基础上发展起来的，是一种包含多种测试任务的综合性标准化语言量表，涵盖了所有语言模式和语言分析水平。它由认知筛查、语言评估及残疾问卷三部分组成，不仅可以通过单词的频率、意象性和词长、语法变量及被动句等测试项反应语言加工过程中的障碍点，还可评估语义记忆、视觉忽略等认知缺陷对患者语言测试表现的影响，以及失语症对患者日常生活的影响。它的另一优势在于，如果保持相同数量的子测试和项目及相同的评分标准，有助于语言之间的比较，可为失语症的大规模调查开辟道路，但这仅限于拼音文字及日语，目前，尚无汉语普通话版本及在汉语人群中的验证。随着电子化产品的普及，也有学者开发了基于 iPad 且囊括 PALPA 在内的失语症神经心理学评估应用程序，可实现失语症患者和语言病理学家之间的实时视听通信，其效力与面对面评估相当，这也将成为未来的一种发展趋势。

目前有关语言神经心理学理论方面的学术成果主要来自对西方拼音文字系统的研究，而对汉语的研究相对较少。汉语属于非拼音文字语言系统，它有诸多鲜明独特的属性，理解汉语所特有的认知机制及神经基础，进而揭示语言的普遍性和独特性，对于理解语言认知机制起着独特的关键作用。近年来，国内逐渐有研究者尝试编制研究汉语加工损伤的临床测验。韩在柱等在神经心理学理论的基础上编制了汉语语义能力测验，该测验包括口语图片命名、图片关联语义匹配、词汇语义关联匹配、词图核证及读词五项测试任务，涵盖了动作、动物、水果蔬菜、工具、可操作物、不可操作物和著名人物 7 个语义范畴，能检测正常人和脑损伤患者语义产出、理解和转化的能力，可以比较全面地了解精细语义的损伤机制，更好地指导康复治疗。廖敏等也在词汇加工认

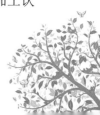

知神经心理模型和语句两阶段加工模型的理论基础上，结合现代汉语语音、词汇、句法和语义特点及中国人的认知心理，最新研发了中国失语症语言评估量表。

但在临床实践中，对失语症的临床评估还局限于传统量表，上述神经心理学测验尚未得到广泛的应用。一方面，传统量表在框架设计上多是对西方失语症评估体系的直接沿用，未能将汉语认知加工的独特成分和通路充分考虑在内；在材料选择上，也无法和最新的汉语认知理论接轨，不能很好地兼顾汉语认知加工过程中的各种效应。另一方面，现有的针对汉语研发的神经心理测验多具有耗时长、患者依从性差等缺点，临床实践中无法完全保证测试的全面性及有效性。因此，急需从这些神经心理测验中筛选出高灵敏度及有效指标，充分考虑汉语特点，以达到汉语失语症快速精确诊断的目的。

二、多模态神经影像融合技术与神经心理学相结合，探讨失语症语言学机制

多模态医学影像融合技术是利用计算机技术对来自多个不同模态的医学影像进行数字化综合处理的过程，它可以充分利用不同种类医学影像对病灶描述能力的互补性和冗余性，使之融合成一种全新的信息影像，获得比单纯依赖一种医学影像更可靠、更准确的病灶类别属性信息。从"模态"的角度来看，医学影像包括解剖影像和功能影像。解剖影像的分辨率较高，能提供器官的解剖结构形态信息，但无法反映器官的功能信息。功能影像能够提供器官的代谢功能，但分辨率低，无法显示器官或病灶的解剖细节。通过影像融合技术，可以把解剖影像和功能影像有机融合

起来，对患者做出更加精确的诊断，并制定更加合理的治疗方案。

目前，语言学上常用的可供融合的多模态神经影像技术主要包括结构磁共振成像（structural magnetic resonance imaging，sMRI）、功能磁共振成像（functional MRI，fMRI）、弥散张量成像（diffusion tensor imaging，DTI）等。多模态神经影像融合与认知神经心理学的紧密结合使失语症的诊断不再局限于传统的解剖定位。

语言能力与白质纤维存在密切关系。DTI 用于研究与语言功能相关的外侧裂周围皮层区域下的白质纤维束。其中弓状纤维束是最重要的组成成分，与传统的传导性和经皮质运动或感觉性失语相关。Smits 等发现，当与 fMRI 结合时，优势半球肿瘤患者术前利用 DTI 显示语言纤维可最大程度避免术中损伤。

涉及失语症患者的 rs-fMRI 研究相对较少，研究成果主要揭示了包括语言网络在内的多种静息态脑网络情况。有研究表明，语言认知静息态脑网络中功能连接性的降低与残存语言能力之间似乎存在关联。虽然这些只是初步研究，但它们提供了另一个证据，即语言是由一个非模块化、高度整合且可塑性强的神经系统处理的，其涵盖的区域远远超出了传统语言功能区。语义性痴呆患者可表现为表达和理解日常物体词汇的能力降低，以此类患者为研究对象，刘子勋等人综合 T_1 结构像及 rs-fMRI 特点，构建全脑功能连接图，并与被试者行为学成绩进行相关性分析，发现颞叶前部和双侧辅助运动区的连接强度与操作判断测验成绩之间存在显著相关关系，颞叶前部和左侧距状回 / 上枕叶的连接强度与颜色—图片核证测验成绩之间存在显著相关关系，为颞叶前部与

189

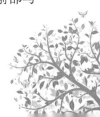

模块特异性脑区间的语义功能网络提供了直接证据。

从 20 世纪 80 年代开始，借助 fMRI 中脑血流量的测量，人们对语言神经功能解剖学有了进一步的认识。通过让受试者在扫描期间执行特定语言任务（基于任务的 fMRI），并与静息态 fMRI 进行比较，同时与相应的认知行为学数据相结合，可以更为直观快速地分析患者脑语言网络的结构及功能损伤特征。研究人员发现，大脑的语言区域远远超出了经典的 Broca 区及 Wernicke 区，大脑半球区域在语言任务中都会被激活，而左侧半球在大多数神经系统正常的成年人中显示出更多的激活；远离皮层的一些区域，如颞叶皮层前部及下部、基底神经节、丘脑及小脑，也在语言任务中得到激活。其中，最负盛名的就是由 Hickok 和 Poeppel 提出的语言加工双通路模型，它包括腹侧通路和背侧通路。前者位于大脑腹外侧的颞下沟及颞中回，负责词汇水平加工，是语音—语义接口，处理语音信号以便于理解。后者包括颞顶外侧裂联合区、额下回、前运动皮层、前部脑岛等脑区，负责亚词汇水平加工，主要涉及声学及语音信息的加工，无须词汇语义理解。

汉语有其独特的加工机制。一项 meta 分析显示，在左侧额中回，左侧顶上小叶和左侧梭状回中发现了三种汉语语言处理成分之间的会聚激活，这表明无论任务性质如何，字符识别过程都有一个共同的子网络。随着任务需求的增加，左侧顶下小叶和右侧颞上回专门用于语音处理，而左侧颞中回参与语义处理。而左侧额下回存在功能性解离，背部用于语音处理，腹部用于语义处理。以阅读为例，对拼音文字的研究表明，与阅读加工有关的脑区主要集中在左侧颞顶区、左侧颞枕区和左侧额下回。而汉字作为表意文字，其阅读加工则需调动更多与语义认知相关的脑区，如双侧额下回，而颞上回后部的激活相对减弱甚至消失。语义处理是汉字阅读的神经基础。左侧大脑半球有两条与之相关的神经通路：一条依赖于左侧颞中回后部和角回进行语义处理，一条依赖于左侧额下回和脑岛进行语音处理。有学者发现，在执行汉语的语音及语义任务中，左侧额中回、左侧顶上小叶和左侧梭状回中部发现了语言处理成分之间的融合激活，随着任务需求的增加，左侧顶下小叶和右侧颞上回、左侧额下回后部参与语音加工，而左侧颞中回、左侧额下回前部参与汉语的语义处理。我们既往的研究也发现，在相同语言任务条件下，汉语普通话激活的脑区要大于拼音文字。此外，汉语的声调特性是与英语等拼音文字最大的区别，有研究发现，中文阅读障碍者普遍存在声调加工方面的问题，声调加工很可能是其核心缺陷。这些均提示汉语失语症存在一定的特异性，我们必须结合神经心理测验中的有效指标，从汉语的语言加工特点及失语症患者语言受损特征出发，对其语言功能损害进行综合评估评定并指导针对性的语言康复计划。

三、深度学习在失语症智能诊断方面的探讨

深度学习技术作为人工智能的重要研究方向，其主要目的是建立模仿人脑的神经网络。与以往非学习方法相比，深度学习之所以被称为"深度"，是相对于支撑向量机（support vector machine，SVM）、提升方法（boosting）、最大熵方法等"浅层学习"方法而言的。其神经网络的层数更多，可以处理更加庞大的数据，经过长时间的训练，可以达到更高的准确度。经典的深度学习模型有卷积神经网络（convolutional neural network，CNN）、深度置信网络（deep belief network，DBN）和堆栈自编码网络（stacked auto-encoder network）模型等。深度学习拓展了人工智能的整体范围，使得各种类型的机器辅助变成可能。

CNN 作为深度学习的一个重要网络模型，具有结构层次化、权值共享、区域局部感知、特征抽取和分类过程结合的全局训练等特点，在图像识别领域获得了广泛的应用，特别是深度 CNN 是目前的研究热点。2016 年，苏宝星开展了基于深度学习的医学图像模式分类研究，概述了医学图像及医学图像疾病分类的国内外发展现状，之后分别研究了基于传统特征提取方法的医学图像分类算法，和深度学习中的 DBN、栈式自动编码机、CNN 的医学图像分类算法，分析了分类效果，通过具体实验证明了 CNN 的有效性和优越性。同年，为了更好地训练 CNN 以适应文本行数据库，冯子勇基于深度学习的图像特征学习和分类方法进行研究，提出了文本行输入方式，该技术能够同时处理三个尺度的文本行，从设计特征转而研究学习特征，希望能够从图像中自动地学习有效的特征。研究发现利用深度 CNN 能够从海量的图像中自主地学习底层到高层的特征，并使得图像分类任务接近人类的水平。因此，特征学习成了图像分类领域的重点方向，且具有广泛的应用价值。通过这个技术，CNN 能够在训练时覆盖更多的文本内容，从而学习到更具鉴别性的特征。研究还提出文本行图片自重现机制（self-reappeared padding scheme，SRPS）来解决样本不足的问题。另外，为了同时解决语言分类和手写印刷体分类两个问题，他提出了两阶段多任务学习框架来学习得到鲁棒的共享特征。最后，在 3 种 CNN 结构上试验并分析本文提出的方法。实验结果表明文本行输入方式能够明显地提升识别率，而两阶段多任务学习得到的 CNN 分别在语言分类和手写印刷体分

类问题上获得高于 95% 和 99% 的准确率。2017 年，AndreEsteva
等使用 CNN 对约 12 万张皮肤损伤图像进行学习分类，以此来判
断是否为皮肤癌。与此同时，刘凯等利用 1965 个有结节标记的
胸片进行深度学习模型训练，对模型及高年资训练有素的住院医
师进行评估，发现深度学习人工智能模型能够有效检出肺部亚实
性结节，可以辅助影像科医师的诊断工作。最近一项研究为了探
讨深度学习模型的映射和表征大脑如何代表和组织自然视觉信息
的价值，开发了新的方法来转移和推广跨学科的编码模型。为了
训练一个群体的编码模型，通过来自不同主体的增量数据使模型
得到逐步训练和更新。最后研究人员将这些方法分析三名受试者
观看数十小时自然视频的功能磁共振成像（fMRI）数据，而使用
由图像识别驱动的深度剩余神经网络来模拟视觉皮层处理。结果
表明，其所开发的方法提供了一种高效和有效的策略来建立高维
和层次视觉的皮层表征的特定主题和群体范围的预测模型。由此
可见，人工智能诊断技术在医学辅助诊断中具有明显优势，能达
到一定的准确度，同时还可以节省医疗资源，降低医疗成本等。

　　对于失语症患者，通过深度学习方法，可以深度挖掘失语症
患者语言学及影像学损害的个体差异性，为制定针对性的康复训练
计划提供一定的理论依据，改善患者预后。但目前国内卒中后失语
症智能化诊断方法的相关研究非常少，急需开展相关研究工作。

　　综上所述，基于深度学习，借助更加全面的汉语失语症评估
体系及多模态融合影像技术，可以充分挖掘卒中后汉语失语症患
者的神经心理学及影像学特征，借此可以探讨不同患者语言加工
过程中受损的关键障碍点及影像机制，以帮助临床医师为患者制
定更具针对性的语言康复计划。

参考文献

1. Vidovic M, Sinanovic O, Sabaskic L, et al. Incidence and types of speech disorders in stroke patients.Acta Clinica Croatica, 2011, 50（4）：491-494.

2. Kadojic D, Bijelic BR, Radanovic R, et al. Aphasia in patients with ischemic stroke.Acta Clinica Croatica, 2012, 51（2）：221-225.

3. EL Hachioui H, Lingsma HF, van de Sandt-Koenderman, et al. Long-term prognosis of aphasia after stroke. J Neurol Neurosurg Psychiatry, 2013, 84（3）：310-315.

4. Yourganov G, Smith KG, Fridriksson J, et al. Predicting aphasia type from brain damage measured with structural MRI.Cortex, 2015, 73：203-215.

5. Fridriksson J, Fillmore P, Guo D, et al. ChronicBroca'saphasia is caused by damage to Broca's and Wernicke's areas. Cereb Cortex, 2014, 25：4689-4696.

6. Vigneau M, Beaucousin V, Herve PY, et al. What is right-hemisphere contribution to phonological, lexico-semantic, and sentence processing？ Insights from a meta-analysis.Neuroimage, 2011, 54（1）：577-593.

7. Tourville JA, Guenther FH. The DIVA model：A neural speech acquisition and production. Lang Cogn Process, 2011, 26：952-981.

8. Laine M, Martin N. Cognitiveneuropsychology has been, is, and will be significant to aphasiology. Aphasiology, 2012, 26（11）：1362-1376.

9. 梁俊杰，陈卓铭，陈玉梅，等 . 基于认知神经心理学研究的失语症评定及治疗进展 . 广东医学，2017，38（19）：3049-3051.

10. Fyndanis V，Lind M，Varlokosta S，et al. Cross-linguistic adaptations of The Comprehensive Aphasia Test：Challenges and solutions. Clin Linguist Phon. 2017，31（7-9）：697-710.

11. Guo YE，Togher L，Power E，et al. Assessment of aphasia across the international classification of functioning，disability and health using an iPad-based application. Telemed J E Health，2017，23（4）：313-326.

12. 汪洁，宋为群，吴东宇，等 . 应用汉语失语症心理语言评价探查视觉性失语症伴纯失读的语言加工损害 . 中国康复医学杂志，2012，27(8)：708-712，723.

13. 韩晓春，张硕丰，王际菲，等 . 建立类别流畅性测验的中国常模 . 中国卒中杂志，2012，7（7）：549-553.

14. 冯晖艳，宋鲁平，韩在柱，等 . 汉语语义能力测验的编制及临床价值 . 中国康复理论与实践，2014，20（3）：255-258.

15. 廖敏，Cynthia K.Thompson.《中国失语症语言评估量表》的设计原理 . 中国听力语言康复科学杂志，2017，15（5）：336-341.

16. 温建斌，李小俚 . 脑皮层功能定位技术在临床研究中的应用发展 . 中国医疗设备，2017，32（5）：116-122，131.

17. 周涛，陆惠玲，陈志强，等 . 多模态医学影像融合识别技术研究进展 . 生物医学工程学杂志，2013，30（5）：1117-1122.

18. Dubois J，Poupon C，Thirion B，et al. Exploring the early organization and maturation of linguistic pathways in the human infant brain. Cerebral Cortex，2016，26（5）：2283-2298.

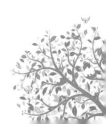

19. Hagoort P. Nodes and networks in the neural architecture for language：Broca's region and beyond. Current Opinion in Neurobiology, 2014, 28：136-141.

20. Smits M, Jiskoot LC, Papma JM.White matter tracts of speech and language. Semin Ultrasound CT MR, 2014, 35（5）：504-516.

21. Yang M, Li J, Li Y, et al. Alteredintrinsic regional activity and interregional functional connectivity in post-stroke aphasia. Sci Rep, 2016, 19（6）：24803.

22. Nair VA, Young BM, La C, et al. Functional connectivity changes in the language network during stroke recovery. Ann Clin Transl Neurol, 2015, 2（2）：185-195.

23. 刘子勋，陈科良，丁骏华，等．颞叶前部与模块特异性脑区间的语义功能网络．中国临床神经科学，2016，24（2）：139-145.

24. Smits M, Visch-Brink EG, van de Sandt-Koenderman ME, et al. Advanced magnetic resonance neuroimaging of language function recovery after aphasic stroke：a technical review. Arch Phys Med Rehabil, 2012, 93(1)：4-14.

25. Mariën P, Ackermann H, Adamaszek M, et al. Consensus paper：Language and the cerebellum：an ongoing enigma. Cerebellum, 2014, 13（3）：386-410.

26. Wu CY, Ho MH, Chen SH.A meta-analysis of fMRI studies on Chinese orthographic, phonological, and semantic processing. Neuroimage, 2012, 63（1）：381-391.

27. 杨玉芳．心理语言学．北京：科学出版社，2015：139-140.

28. Wang X, Zhao R, Zevin JD, et al. Theneural correlates of the interaction between semantic and phonological processing for Chinese character reading. Front Psychol, 2016, 7：947.

29. Wu CY, Ho MH, Chen SH. A meta-analysis of fMRI studies onChineseorthographic, phonological, and semantic processing. Neuroimage, 2012, 63 (1): 381-391.

30. Zhang YM, Zhang N, Han ZZ, et al. Magnetoencephalography of language: new approaches to understanding the cortical organization of Chinese processing. Neurological Research, 2010, 32 (6): 625-628.

31. Zhang YJ, Zhang LJ, Shu H, et al. Universality of categorical perception deficit in developmental dyslexia: An investigation of Mandarin Chinese tones. J Child Psychol Psychiatry, 2012, 53 (8): 874-882.

32. 尹宝才, 王文通, 王立春. 深度学习研究综述. 北京工业大学学报, 2015, 1: 48-59.

33. 刘建伟, 刘媛, 罗雄麟. 深度学习研究进展. 计算机应用研究, 2014, 31 (7): 1921-1930.

34. 李诗语, 王峰, 曹彬, 等. 人工智能在神经医学中的应用综述. 计算机科学, 2017, z2: 29-32, 50.

35. 苏宝星. 基于深度学习的医学图像模式分类研究. 杭州: 浙江师范大学, 2016.

36. 冯子勇. 基于深度学习的图像特征学习和分类方法的研究及应用. 广州: 华南理工大学, 2016.

37. Esteva A, Kuprel B, Novoa RA, et al. Dermatologist-level classification of skin cancer with deep neural network. Nature, 2017, 542 (7639): 115-118.

38. 刘凯, 张荣国, 涂文静, 等. 深度学习技术对胸部 X 线平片亚实性结节的检测效能初探. 中华放射学杂志, 2017, 12: 918-921.

39. Wen H, Shi J, Chen W, et al. Transferring and generalizing deep-learning-based neural encoding models across subjects. Neuroimage, 2018, 176: 152-163.

40. Des Roches CA, Balachandran I, Ascenso EM, et al. Effectiveness of an impairment-based individualized rehabilitation program using an iPad-based software platform. Front Hum Neurosci, 2015, 8：1015.

（姚婧璠 孙海欣 张玉梅）

第十七章

非侵入脑刺激技术干预卒中后失语的脑机制研究进展

非侵入性脑刺激（non-invasive brain stimulation，NIBS）是一种非常有前景的神经调节技术，因其能够诱导神经可塑性发展，在神经精神科疾病领域得到了广泛的应用。NIBS 主要包括经颅磁刺激（transcranial magnetic stimulation，TMS）和经颅直流电刺激（transcranial direct current stimulation，tDCS）两种。

其中，TMS 是一种基于电磁感应原理的 NIBS 方法，其刺激器由储存大量电荷的电容器组成，电容器与铜线圈连接在套管上，当储存的电荷被放电到线圈上时，头皮会产生一个短暂的时变磁场，磁场穿透颅骨，产生电流，使神经膜电位去极化并产生动作电位。TMS 可以通过单脉冲传输，也可以以每秒一定数量的脉冲重复传输（repeat transcranial magnetic stimulation，rTMS），通常低频 rTMS（< 5Hz）使皮质兴奋性降低，高频 rTMS（≥ 5Hz）

使皮质兴奋性增强。近年来出现一种新的 rTMS 方案，把 rTMS 中的单脉冲提升为爆发式脉冲，即 θ 爆发式脉冲刺激（theta burst stimulation，TBS），其中间歇性 TBS（intermittent TBS，iTBS），可提高皮质兴奋性，持续性 TBS（continuous TBS，cTBS）可降低皮质兴奋性，研究表明，与标准 rTMS 相比，TBS 可以引起更持久、更稳定的皮质兴奋性变化。

tDCS 设备主要由刺激器和阴阳两个大型（通常为 $5 \times 7 cm^2$ 或 $5 \times 5 cm^2$）表面电极组成，刺激器产生微电流（$1 \sim 2mA$），使电极之间形成电流环路作用于大脑皮层，tDCS 刺激过程中产生的电流不足以产生动作电位，但足以改变神经元的静息膜电位，其中，阳极 tDCS（Anodal-tDCS，A-tDCS）增加皮层兴奋性，阴极 tDCS（Cathodal-tDCS，C-tDCS）降低皮层兴奋性。

临床研究已经表明，TMS 和 tDCS 均可诱导显著的行为效应，促进功能恢复。既往研究认为，NIBS 的作用机制可能与长时程增强或长时程抑制有关。近年来研究发现，长时程增强和长时程抑制现象本身不足以解释 NIBS 短期干预后发生的短期和长期变化，NIBS 的治疗效果需要突触功能的早期修饰，其中短期效应可能与基因激活 / 调控、钙离子动态变化、调控 α - 氨基 -3- 羟基 -5- 甲基 -4- 异恶唑丙酸受体（α -amino-3-hydroxy-5-methyl-4-isoxazole-propionic acid receptor，AMPAr）/N- 甲基 -D- 天冬氨酸受体（N-methyl-D-aspartate receptor，NMDAr）表达、调控神经递质释放、修饰网络属性有关，长期效应可能与神经营养因子释放（脑源性神经营养因子）、胶质功能（胶质递质释放、谷氨酸 / γ - 氨基丁酸平衡、神经胶质激活）、神经炎症反应（小神经胶质细胞激活、炎症介质释放）的调控有关。

在卒中后失语领域，目前公认，左侧大脑半球语言网络受损之后，语言功能的恢复与病灶周围脑区激活或右侧大脑半球的激活有关，但每侧大脑半球对失语恢复的贡献目前尚无一致结论，右侧大脑半球在失语恢复中的作用，以及与受损左脑半球结构之间的相关作用尚未完全阐明。目前，临床运用 NIBS 干预卒中后失语的研究与失语症恢复的"半球间抑制模型"大体一致，即运用高频 / 阳极刺激左侧大脑半球语言区，提高病灶周围皮质或残余额颞语言区的兴奋性，或者运用低频 / 阴极刺激右侧大脑半球同源区，抑制其过度激活。由于病程的差异可能会导致神经可塑性机制的不同，临床应用 NIBS 时应根据脑卒中后失语恢复的时期，采取有针对性的刺激策略。例如，神经功能成像的研究发现，在卒中后恢复的早期，右侧大脑半球语言任务相关脑区活动性上调，可能是卒中发生后左脑半球语言功能被破坏后短暂的代偿机制，而在恢复的晚期，左脑半球语言加工的能力逐渐恢复，对于右脑半球代偿的依赖减少，双侧大脑半球的激活模式趋向于卒中前的相对平衡状态，因此在亚急性期和急性期，右侧大脑半球代偿语言功能时，相比于采取抑制右脑半球的刺激策略，上调左脑半球语言区的兴奋性可能更合适。

大量临床试验的结果表明，NIBS 对自发语、命名、听理解、复述等语言功能的恢复具有一定促进作用，但其作用效果因刺激参数（刺激强度、时间、靶点）和卒中后失语人群的特征（病程处于急性期 / 亚急性期 / 慢性期、病灶的位置和大小、关键语言区和皮质下结构损伤的程度）等因素而有所差异，NIBS 调节语言功能恢复的神经机制也不明确。随着功能神经成像技术的不断发展，越来越多的研究者认识到，神经和精神疾病的行为指标不仅是一个孤立大脑区域异常的结果，而是代表着大脑网络功能连接区域的变化。在此背景下，脑网络成为神经调节干预的目标，且不同的神经成像技术使我们能够在不同的行为任务中，以无创和高分辨率的方式实现人类大脑网络的可视化，有利于了解 NIBS 影响大脑神经可塑性发展的机制。

本文对近年来应用功能性磁共振成像（functional magnetic resonance imaging，fMRI）、正电子发射计算机断层成像（positron emission tomography，PET）、单光子发射计算机断层成像（single photon emission computed tomography，SPECT）等功能成像技术或脑电图（electroencephalogram，EEG）、事件相关电位（event-related potential，ERP）等神经电生理技术，探究 NIBS 干预卒中后失语神经机制的研究进行了综述。

一、TMS 诱导的神经可塑性研究

如前所述，语言功能的自发恢复主要与左脑半球病灶周围或残留语言区的功能重组有关，通过神经调节技术上调受损左脑半球的兴奋性可促进失语患者语言功能的恢复。有研究将兴奋性的 iTBS 应用于慢性卒中后失语患者的左脑半球 Broca 区（采用语义决策/声调决策任务下的 fMRI 进行定位），发现经过治疗后，6/8 例失语患者的语义流畅度改善，iTBS 前后 fMRI 的结果显示，治疗后左侧额叶—颞—顶叶语言网络激活增强，且激活向左侧额叶和颞叶语言区转移，表明患者的语言功能改善与左脑半球的语言偏侧化优势增强、病灶周围区域的募集，以及右侧同源区域的低效率激活减少有关。在该研究中，左额区血氧水平依赖性（blood oxygen level-dependent，BOLD）信号的增强可能与治疗过程中该区域受到直接刺激有关，但 iTBS 没有直接刺激左侧颞顶叶区域（负责词汇检索和词义脑区），仍观察到该区域的 BOLD 信号增加，表明 iTBS 刺激单个区域可能影响相关网络中的局部或远隔部位，并改善所有语言相关的技能。

尽管兴奋性的 rTMS 刺激左脑半球能够改善语言功能，但因高频刺激引起癫痫的风险高等因素，目前采取抑制性的低频 rTMS/cTBS 刺激右侧大脑半球语言同源区的研究较多。Weiduschat 将低频 rTMS 分别应用于 10 例亚急性期卒中后失语患者右侧大脑半球额下回三角部（真刺激组，6例）或头顶（假刺激组，4例），观察动词产出任务中 PET 激活模式的变化，发现刺激后，真刺激组右脑半球的 PET 激活模式受到抑制，而假刺激组激活增加。与之对应的是，真刺激组的语言功能较假刺激组改善。作者认为右侧大脑半球的抑制有助于语言功能的改善，而假刺激组右侧大脑半球的激活增加可能代表了一种低效率的恢复模式。但该研究中，PET 激活模式的变化与语言改善之间缺乏联系，这可能与脱落量过多致样本量较小有关。Thiel 在一个更大的样本量中（24 例亚急性卒中后失语患者）探究了低频 rTMS 刺激右侧额下回三角部对 PET 激活模式的影响。发现与假刺激组相比，真刺激组治疗后左半球的 PET 激活增加，且激活水平的左移与语言功能的改善呈线性关系。该结果表明，低频 rTMS 刺激右侧额下回三角部，可诱导亚急性期卒中后失语患者左脑半球语言功能重组，改善语言功能。

一项研究在 50 例慢性卒中后失语患者中，运用 SPECT 技术探究 fMRI 定位的低频 rTMS 刺激右侧大脑半球结合强化语言治

203

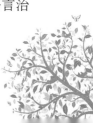

疗对失语恢复的影响，通过计算 13 个与语言相关的 Brodmann 区脑血流量的单侧性指数（laterality indices，LIs），探究脑血流量变化与语言功能恢复之间的关系，发现 fMRI 引导的低频 rTMS 与强化语言治疗联合可引起脑血流量改变，促进语言功能恢复。具体地说，该研究结果发现低频 rTMS 刺激结构完整的右侧大脑半球，患者标准语言测试（standard language test of aphasia，SLTA）总分的提高与干预前后 BA44 区的 LIs 变化量呈正相关，表明受损左脑半球的血流变化与语言功能的改善有关。而低频刺激受损的左侧大脑半球并没有显示出这种相关性。SLTA 各亚项分与脑血流量 LIs 变化量之间的相关性分析进一步表明，在低频刺激右脑半球组，SLTA 自发语评分提高与 BA11、BA20 和 BA21 的 LIs 变化量呈正相关，SLTA 书写评分提高与 BA6 和 BA39 的 LIs 变化量呈正相关。相反的，在低频刺激左脑半球组，SLTA 自发语评分提高与 BA10 的 LIs 变化量呈负相关，SLTA 阅读评分改变与 BA13、BA20、BA22 和 BA24 的 LIs 变化量呈负相关。国内研究者也发现低频 rTMS 刺激右侧大脑半球语言镜像区可提高患侧局部语言区脑血流量和脑代谢水平，改善语言功能。

国内一项研究采用 rs-fMRI 的局域一致性（regional homogeneity，ReHo）分析方法通过比较治疗组（低频 rTMS 刺激 Broca 区右侧同源区＋语言训练，7 例）和对照组（单纯语言训练，7 例）治疗前后的差异性脑区，探究低频 rTMS 治疗卒中后非流利性失语的恢复机制。结果表明，治疗后，rTMS 组 ReHo 升高的脑区集中在左侧优势半球，尤以左侧病灶周围脑区为主，包括左侧缘上回、左侧额中回、左侧额上回和右侧海马，全脑未发现 ReHo 降低的脑区；对照组在治疗后 ReHo 升高和降低的脑区均有发现，呈双侧半球散在分布，其中右侧额下回三角部活动显著升高。与 fMRI 结果对应的是，治疗后，rTMS 组语言总分、听理解、复述、命名较对照组改善，表明低频 rTMS 促进失语恢复的机制可能是其抑制了右侧大脑半球的过度活动，加速了脑功能区激活的左移。

国内邱国荣运用 1HzrTMS 刺激右侧额下回三角部，对 4 例患者 rTMS 治疗前后 fMRI 数据及西方失语症成套测验评分进行个体分析，比较其脑区激活差异、激活体素指数（activated voxel index，AVI）及语言功能变化，发现 rTMS 作用于右侧额下回三角部可优化失语患者双侧大脑半球语言功能重组模式，但因病灶体积和病程长短的差异，rTMS 诱导的双侧大脑半球功能重组模式并不相同。其中两例病灶体积较小，病程较短的患者，经过治疗后双侧大脑半球过度升高的激活水平均降低，但语言功能区如左侧额下回三角部由原来无激活变为明显激活，AVI 显示语言功能的偏侧化激活模式由右侧大脑半球转为左侧大脑半球，语言功能较前改善。另外两例病程较长，病灶体积较大的患者，双侧大脑半球激活的程度正常降低，经过治疗后，双侧大脑半球原本过度降低的激活水平均增高。其中一例治疗前语言功能激活的偏侧化优势为右侧大脑半球，另一例为左侧大脑半球，治疗后，两例患者的语言功能偏侧化优势均为右侧大脑半球。

除了功能神经成像技术，也有研究者运用神经电生理技术探究了 rTMS 对卒中后失语恢复的影响。Caroline 在 12 例慢性非流利性失语患者中观察了低频 rTMS 刺激 Broca 区右侧同源区对语义 ERP 成分 N400 的影响。其中 6 例失语患者接受 Broca 区右侧同源区的低频 rTMS，另外 6 例失语患者接受相同部位的假刺激，发现治疗后真刺激组 N400 指标改善，表现为波幅的升高，潜伏期的缩短，且随着时间的推移，N400 改善越明显（基线、刺激后 1 周、2 个月、12 个月），N400 波幅（包括平均振幅、峰值振幅和面积）升高的趋势且可以持续到治疗结束后第 12 个月。该研究表明 rTMS 对非流畅性失语症患者词汇语义加工能力具有积极的影响，但同时作者也提出，该试验中两组患者失语症的严重程度和病变部位并不匹配，因此失语样本的异质性是该方法的明显限制，且试验所呈现的电生理反应可能是该图片—词汇任务范式所特有的，还需要进一步的研究证实 rTMS 对失语症的治疗效果。

　　国内李昭辉等应用定量脑电图（quantitative elect roencephalogram，qEEG）技术，对低频 rTMS 干预亚急性期运动性失语患者的效果和机制进行了探究，发现低频 rTMS 刺激右侧大脑半球 Broca 同源区可引起左侧大脑皮质神经电活动变化，改善语言功能。该试验纳入了 30 例患者，随机分入 rTMS 组（低频 rTMS 刺激 Broca 区右侧同源区 15 例）和假刺激组（15 例）。试验比较了治疗前后定量脑电图各个频段上（δ+θ）/（α+β）值的差异发现，治疗后 rTMS 组在 F3 频段（δ+θ）/（α+β）值下降较假刺激组明显，提示 rTMS 组皮质功能的改善更明显。与之对应的是，rTMS 组治疗前后自发语、复述、命名及失语商评分的差值均较假刺激组大，表明低频 rTMS 刺激 Broca 区右侧同源区（F4）对左脑半球对应区域（F3）的脑功能有改善作用。进一步对 rTMS 组的相关分析显示，在 FP1、F3、F7、T3、C3 频段上，治疗前后的（δ+θ）/（α+β）值降低幅度越大，语言功能改善越明显，尤其是在 F3 频段，相关性更加显著。

206

二、tDCS 诱导的神经可塑性研究

基于健康人群的研究发现，tDCS 具有显著的行为和区域特异性神经促进作用，Holland 发现更快的命名反应与 Broca 区的 BOLD 信号相关，Meinzer 则发现，在健康人接受 A-tDCS 干预期间，语义词提取能力的提高与左侧额下回激活减少、左侧额下回与其他语言中枢之间的连接增多有关，其后续研究进一步发现，与健康年轻组相比，健康老年组双侧前额叶激活更明显，语义词产出表现也更差，而在接受左前额叶 A-tDCS 后，双侧前额叶皮质、前扣带回、楔前叶与任务相关的过度活动减少，回到了一种与年轻对照组相似的激活模式，语言表现也有改善，表明 tDCS 减少了与年龄相关的认知功能减退，暂时逆转了与年龄相关的功能脑活动和连接的改变。

207

在卒中后失语领域，探究 tDCS 对神经可塑性影响的功能神经影像和神经电生理研究较少。Meinzer 等首次在卒中后慢性期失语人群中，运用 fMRI 技术，探究了 tDCS 对局部脑活动和功能网络特征的影响。试验采用了既往研究中被证明可以提高命名能力的 A-tDCS 刺激左侧初级运动皮质（M1）的方案，发现 M1 的 A-tDCS 刺激选择性地加强了命名网络的活动性和连接度，同时与高级认知功能加工相关的脑区如双侧前扣带皮层、左侧岛叶和右侧舌回的激活减少，这两种现象可能是命名治疗联合 M1 区的 tDCS 刺激改善语言功能的机制。但该研究只纳入了轻度失语症患者，还需要进一步的研究探索 tDCS 对病情更严重患者的影响。

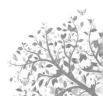

三、总结与展望

NIBS 在脑卒中后失语的神经康复应用中有着良好的前景，但运用 NIBS 促进语言功能恢复的神经可塑性机制仍然是一个悬而未决的问题。人们一致认为左脑半球残留的语言结构在脑卒中后自发性和诱发性恢复过程中发挥着有益的作用，但右脑半球同源区的作用仍然存在争议。后续研究可对右脑半球同源区语言自发恢复的具体机制进行进一步的探究，并在此基础上采取针对性的 NIBS 方案，以期更好地利用 NIBS 促进失语患者语言功能的恢复，未来将神经成像和电生理技术与 NIBS 结合，将更有利于释放 NIBS 在卒中后失语领域的康复潜力。

参考文献

1. 邹建鹏，毕鸿雁，彭伟. 非侵入性脑刺激技术在神经系统疾病康复中的应用. 中华全科医学，2017，15（11）：1948-1951.

2. 崔慧茹，李伟，王继军，等. 重复经颅磁刺激和经颅直流电刺激治疗焦虑谱系障碍研究现状. 国际精神病学杂志，2018，45（6）：27-29 + 37.

3. 李志明，陈若婷，严万森. 非侵入式神经调控技术对成瘾行为的干预及其机制研究进展. 中国药物依赖性杂志，2018，27（6）：19-26.

4. Buss SS, Fried PJ, Pascual-Leone A. Therapeutic noninvasive brain stimulation in Alzheimer's disease and related dementias.Curr Opin in Neurol, 2019；32（2）：292-304.

5. Jose T, Daniel D, Roy H. TMS and tDCS in post-stroke aphasia：Integrating novel treatment approaches with mechanisms of plasticity. Restor Neurol Neurosci, 2013，31（4）：501-515.

6. Cirillo G, Di Pino G, Capone F, et al.Neurobiological after-effects of non-invasive brain stimulation.Brain Stimul, 2017, 10（1）：1-18.

7. de Mendonça LIZ.Transcranial brain stimulation（TMS and tDCS）for post-stroke aphasia rehabilitation：Controversies. Demen Neuropsychol, 2014, 8（3）：207-215.

8. Griffis JC, Nenert R, Allendorfer JB, et al. The canonical semantic network supports residual language function in chronic post-stroke aphasia. Hum Brain Mapp, 2017, 38（3）：1636-1658.

9. Marangolo P, Fiori V, Calpagnano MA, et al. tDCS over the left inferior frontal cortex improves speech production in aphasia.Front Human Neurosci, 2013, 7（2）：539-539.

10. Marangolo P, Fiori V, Cipollari S, et al. Bihemispheric stimulation over left and right inferior frontal region enhances recovery from apraxia of speech in chronic aphasia. Eur J Neurosci, 2013, 38：3370-3377.

11. Marangolo P, Fiori V, Campana S, et al. Something to talk about：enhancement of linguistic cohesion through tdCS in chronic nonfluent aphasia.Neuropsychologia, 2014, 53：246-256.

12. Wu D, Wang J, Yuan Y. Effects of transcranial direct current stimulation on naming and cortical excitability in stroke patients with aphasia. Neurosci Lett, 2015, 589：115-120.

13. Ilkhani M, Shojaie Baqhini H, Kiamarzi G, et al. The effect of low-frequency repetitive transcranial magnetic stimulation（rTMS）on the treatment of aphasia caused by cerebrovascular accident（CVA）. Med J Islam Repub Iran, 2018, 32：35.

14. Rosso C, Arbizu C, Dhennain C, et al. Repetitive sessions of tDCS to improve naming in post-stroke aphasia：Insights from an individual

patient data（IPD）meta-analysis.Restor Neurol Neurosci，2018，36（1）：107-116.

15. Ting TW，Dirk DR，John H，et al. Changingbrain networks through non-invasive neuromodulation.Front Hum Neurosci，2018，12：128.

16. Szaflarski JP，Vannest J，Wu SW，et al. Excitatory repetitive transcranial magnetic stimulation induces improvements in chronic post-stroke aphasia. Med sci monit，2011，17（3）：CR132-CR139.

17. Weiduschat N，Thiel A，Rubi-Fessen I，et al. Effects of repetitive transcranial magnetic stimulation in aphasic stroke a randomized controlled pilot study. Stroke，2011，42（2）：409-415.

18.Thiel A，Hartmann A，Rubi-Fessen I，et al. Effects of noninvasive brain stimulation on language networks and recovery in early poststroke aphasia.Stroke，2013，44（8）：2240-2246.

19. Hara T，Abo M，Kobayashi K，et al. Effects of low-frequency repetitive transcranial magnetic stimulation combined with intensive speech therapyoncerebral blood flow in post-stroke aphasia. Transl Stroke Res，2015，6（5）：365-374.

20. 陈芳，王晓明，詹成，等．低频重复经颅磁刺激对脑梗死失语的治疗作用及机制研究．中华脑血管病杂志，2012，6（5）：8-12.

21. 吴钢．重复经颅磁刺激治疗脑梗死失语及其对脑血流的影响探讨．中外医学研究，2017，15（12）：34-35.

22. 戴燕红．基于 rs-fMRI 探讨 rTMS 治疗卒中后非流利性失语症的恢复机制．福建：暨南大学，2018.

23. 邱国荣，丘卫红，邹艳，等．重复经颅磁刺激对卒中后失语语言功能重组的影响：基于功能磁共振的研究．中国康复理论与实践，2018，24（6）：73-82.

210

24. Barwood CHS，Murdoch BE，Whelan BM，et al. Longitudinal modulation of N400 in chronic non-fluent aphasia using low-frequency rTMS：A randomised placebo controlled trial.Aphasiology，2012，26（1）：103-124.

25. 李昭辉，赵彦平，任彩丽，等．应用定量脑电图探讨低频重复经颅磁刺激干预亚急性期运动性失语症机制的研究．中国康复医学杂志，2018（7）：794-799.

26. Holland R，Leff AP，Josephs O，et al. Speech facilitation by left inferior frontal cortex stimulation.Curr Biol，2011，21（16）：1403-1407.

27. Meinzer M，Antonenko D，Lindenberg R，et al. Electrical brain stimulation improves cognitive performance by modulating functional connectivity and task-specific activation. J Neurosci，2012，32（5）：1859-1866.

28. Meinzer M，Lindenberg R，Antonenko D，et al. Anodal transcranial direct current stimulation temporarily reverses age-associated cognitive decline and functional brain activity changes. J Neurosci，2013，33（30）：12470-12478.

29. Darkow R，Martin A，Würtz，A，et al. Transcranial direct current stimulation effects on neural processing in post-stroke aphasia. Hum Brain Mapp，2017，38（3）：1518-1531.

30. Meinzer M，Darkow R，Lindenberg R，et al. Electrical stimulation of the motor cortex enhances treatment outcome in post-stroke aphasia. Brain，2016，139（Pt 4）：1152-1163.

（陶媛媛　宋鲁平）

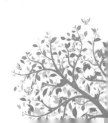

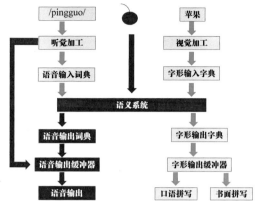

彩插 1　语言加工过程（见正文 32 页）

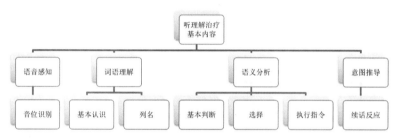

彩插 2　听理解基本内容（见正文 37 页）

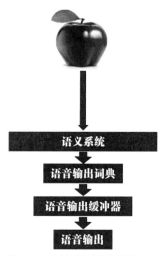

彩插 3　语言加工过程模式图（见正文 58 页）

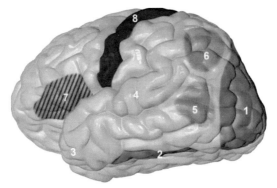

彩插 4　参与图片命名的主要皮层区域（见正文 59 页）

图片引自：Gleichgerrcht E，Fridriksson J，Bonilha L.Neuroanatomical foundations of naming impairments across different neurologic conditions.Neurology，2015，85(3)：284-292.

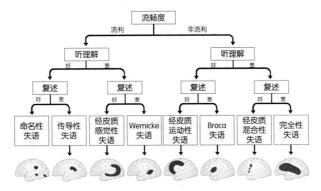

彩插 5　失语症临床表现（见正文 71 页）

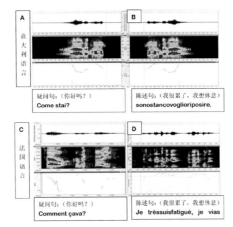

彩插 6　法语和意大利语的 MIT（见正文 164 页）